한의학으로 매일 상쾌하게! **70** 가지 새로운 습관

피곤한 몸 살리기

: 나는 왜 항시 피로할까?

와다 겐타로 감수 · 이주관 오시연 옮김

현대는 피로사회다
피로에 효과적인 식품은 이렇게나 많다
효과 만점! 아침 점심 저녁 식사를 하는 법

청홍

피로를 해소해 능률이 팍팍 오르는
인생을 만들자!

· · ·

일도 생활도 기분 좋고 충실하게 만들어 주는 책

이 책을 집어 든 당신, 딱히 어디라고 꼬집어 말할 수는 없지만 몸이 나른하거나 아무리 쉬어도 여전히 피곤하진 않은가?

지금은 한창 일해야 할 세대는 물론이고 어린이에서 중장년층에 이르는 전 세대에 '피로'가 만연한 시대다.

최근 발표한 역학조사에 따르면, 약 60퍼센트는 어떤 식으로든 피로를 느낀다고 한다. 또 반년 이상 피로가 지속되는 사람이 약 40퍼센트나 된다고 한다. 이제 피로대국(疲勞大國)이라 해도 과언이 아니다.

자, 이처럼 대부분이 피로함을 호소하고 있다. 피로는 최근 한창 화젯거리인 뇌 피로(21페이지)를 불러오며 심리(마음)에도 영향을 미칠 수 있다고 한다.

인간의 몸은 자율신경계, 내분비계, 면역계로 크게 세 가지 나눈다. 그러면서 메커니즘이 상호 작용을 하며 체내 환경을 일정한 상태로 유지한다. 이 메커니즘을 '호메오스타시스(Homeostasis, 항상성)'라고 한다.

스트레스를 받아 체내에 비정상적인 일이 일어나면 그 이상을 정상적인 방향으로 돌려놓으려 한다. 예를 들어 우리가 휴식이나 수면을 취하면 피로가 해소되는 것은 호메오스타시스가 작동하기 때문이다.

그런데 무언가가 호메오스타시스를 위협하는 일이 우리 몸에 일어나면 맨 처음 자율신경계가 반응한다. 이어서 내분비계, 면역계가 반응하고 이 악순환이 장기간 지속되면 여러 가지 심각한 질병을 일으키게 된다.

그리고 자율신경계, 내분비계, 면역계 등에 몸 전체 기능을 떨어뜨리라는 지시가 내려온다.

피로는 우리 몸이 보내는 경고 신호다. 우리가 이 경고 신호를 무시하거나 알아차리지 못하고 피로가 계속 쌓이는 생활을 하면 어떻게 될까?

개개인마다 차이는 있겠지만 처음에는 가벼운 피로감이었던 것이 만성적인 피로 상태로 발전하면 휴식을 해도 좀처럼 피로가 풀리지 않는다. 점차 피로를 푸는 데, 시간이 많이 걸리고 신체에 다양한 불협화음이 증상으로 나타난다. 이렇게 발전된 상태가 바로 '질병'이다. 이렇게 되면 원 상태로 돌아가기란 쉬운 일이 아니다. 일이나 공부 등 일상생활에 지장이 생긴다.

또 피로를 쌓아두면 기억력과 판단력이 저하되어 불안, 우울증, 건망증 등 '정신 상태'와 '심리 문제'로 고민하는 사람도 나온다. 그 정도로 피로가 지나치게 쌓이면 심각한 상태를 초래하는 것이다.

변화된 피로의 질

그런데 당신은 피로를 느낄 때, 몸에 어떤 느낌이 드는가?

상당수는 몸이 좀 나른하다는 정도가 아닐까?

특히 10대, 20대의 학생이나 한창 일할 나이의 직장인 남성 등은 보통 피곤함을 자각하지 못하는 경향이 있다. 그러나 30대 후반에 접어들면 서서히 조금만 무리해도 피곤해지게 된다. 회사에서 실시하는 건강검진이나 인간독(人間dock) 등의 결과지에 고혈압, 간(肝) 기능 저하 등이 쓰여 있는 사람도 생긴다.

그리고 40대 이후가 되면 당뇨병이나 갱년기 장애 등의 증상을 비롯해, 암과 같은 심각한 병에 걸리는 사람도 있다. 이렇게 병에 걸리고 나서야 자신의 '몸과 마음의 비명'에 귀를 기울이게 되는 사례가 적지 않다.

나도 직업상 아침부터 밤까지 많은 환자를 진찰한 후나 야근을 한 다음날에는 피로가 정점에 달했다고 느끼기도 한다. 또 나이를 먹으니 좀처럼 피로가 풀리지 않게 되었다.

여성의 경우, 일반적으로 남성보다 민감해서인지 좀 더 일찍부터 '몸과 마음의 비명'에 귀를 기울인다.

그러나 하루가 다르게 변화하는 현대 사회를 살아가는 사람들 중에 적확하게 자신의 '몸과 마음의 비명'을 들을 수 있는 사람은 그리 많지 않을 것이다.

암과 같은 악성 종양성 질환이나 2형 당뇨병이나 고혈압 등 생활습관병이라고 불리는 만성 질환, 자가면역 질환 등 현대 문명 특유의 질병에 걸리는 사람 수가 증가하는 추세이기 때문이다.

이것은 고령화의 영향이라는 이유만으로는 설명이 안 된다. 실제로 대사증후군에 관련된 수많은 연구 결과, 피로를 그대로 방치하면 대사증후군에 걸릴 위험이 높아진다는 사실이 밝혀졌다.

언제나 쾌적하고 만족스러운 하루를 보내기 위하여

현대는 피로사회다. 피로를 전혀 느끼지 않고 살아가는 것은 불가능할지도 모른다.

고도 경제성장기에는 육체적 피로를 호소하는 사람이 높은 비율을 차지했다. 그러나 당시에는 수입이 지속적으로 늘어나 열심히 한 만큼 보상받을 것이라는 꿈과 희망을 가질 수 있었으므로 심리적으로는 안정된 상태였을 것이다.

그러나 지금은 어떨까? 아무리 열심히 일해도 좀처럼 좋은 평가를 받지 못한다. 불황의 여파로 구조조정이라도 당할까 노심초사하는데다 업무량은 늘어나기만 한다. 인간관계도 복잡해져서 강한 불안감과 고독감을 느끼며 몸과 마음이 녹초가 된 사람이 상당히 많다. 옛날과 지금은 피로의 내용이 변한 것이다.

내가 독자 여러분에게 하고 싶은 말은 이 피로사회에서 매일 쌓여가는 피곤함을 느끼면서도 시간에 쫓겨 약간 피곤한 것뿐이라고, 괜찮을 거라고 얼렁

뚱땅 지내는 등 실태를 외면하지 말라는 것이다. 피로와 공존하며 피로를 잘 통제해야 한다.

몸과 마음의 소리에 귀를 기울이는 여유를 갖고, 자신이 왜 지쳐 있으며, 왜 피로가 좀처럼 풀리지 않는지 생각하는 기회를 마련하기를 바란다.

그러면 거의 병에 걸리지 않는다. 오히려 몸이 본래 가진 호메오타시스(항상성) 등의 힘을 최대한 발휘할 수 있게 되어 설령 (이미) 병이 있다 해도 그 병을 키우지 않고 좋은 상태로 유지하는 것도 가능할 것이다.

피곤하다는 것은 매일 열심히 살고 있다는 증거다. 그만큼 심신이 모든 힘을 내어 활발하게 움직이고 있다고도 할 수 있다.

그러나 인간으로 태어난 이상, 주위를 깜짝 놀라게 할 만큼 대단한 일을 해서… 까지는 아니겠지만 피로를 잘 조절해 가면서 나름대로 쾌적하고 높은 성과를 내며 만족스러운 삶을 살고 싶을 것이다.

이 책은 피로를 느낄 때 신속하게 그 피로를 해소하고 몸을 회복시키는 여러 가지 방법을 생활 습관(식사, 운동)과 심리적 접근법과 함께 다루었다. 또 식생활에 관해 내 전문 분야 중 하나인 한의학적 지식도 덧붙였다.

이 책에서 전하는 내용을 하나도 빠짐없이 실천할 필요는 없다. 자신이 할 수 있을 만한 것을 되도록 빨리 하나씩 시도해보자.

피로가 진짜 병으로 바뀌기 전에 어떤 대책을 취한다면 당신은 쾌적하고 행복한 매일을 보낼 수 있을 것이다.

이 책을 읽는 사람들이 '피로를 해소하는 비결'을 배우는 데, 도움을 얻는다면 더 바랄 것이 없겠다.

와다 겐타로

몸과 마음이 단번에 가벼워지는
마법의 식사법

제3장

피로를 푸는 '쾌적'한 습관

상쾌하게, 깊게 ♪ 입욕과 수면 비결

제5장

마음의 짐을 내려놓으면
몸이 편해진다!

제1장

피로의 원인과
해결법의 거짓과 진실

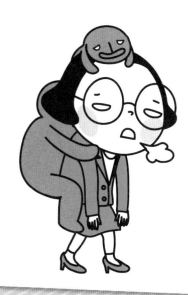

01

쉽게 지치는 성격과
여간해선 지치지 않는 성격

· · ·

세상을 둘러보면 같은 일을 같은 시간 동안 해도 전혀 피곤해 보이지 않는 사람과 금방 피곤해 하는 사람이 있다.

몇 시간씩 고객과 상담해도 쌩쌩한 사람이 있지만, 겨우 몇 분 만에 녹초가 되는 사람도 있다.

이 차이는 대체 어디에서 생기는 것일까?

능력, 체력 그날의 몸 상태, 드물게는 유전적인 요인 때문일 수도 있지만 많은 경우, 실은 '성격'과 관련이 있다.

　말하나 마나 한 일이지만, 우리는 날마다 온갖 스트레스에 노출된다. 웬만한 일에는 스트레스를 받지 않는 성격이라면 다소 피곤한 정도겠지만, 스트레스를 잘 받는 성격이라면 피로가 점점 누적된다.

　혹시 당신이 툭하면 침식을 잊고 일에 몰두하거나 다소 몸 상태가 좋지 않아도 노력하는 성품이라면, 즉 성실하고 열심히 일하며 부탁을 받은 일은 싫다고 거절하지 못하는 등 이른바 행동 유형 분류에서 A형 인간('Aggressive = 공격적, Active = 적극적인'의 머리글자 A에서 따온 명칭이다. 혈액형이 아니다) 인 경향이 있다면 금방 피로해지고 병에 걸릴 가능성마저 있다.

　A형 인간은 상승 지향이 강하고 성질이 급하며 지기 싫어하는 경향이 있어서 심장병에도 잘 걸린다고 한다.

　그밖에 다음과 같은 사람도 피로가 쉽게 쌓인다.

　　◎ **남에게 약점을 보이지 않는다.**

◎ 고지식하고 긴장을 잘한다.

◎ 사람이 좋아서 부탁 받은 일을 거절하지 못한다.

◎ On(일)과 Off(휴식)의 경계가 없다.

이런 경향인 사람은 쉽게 피곤해지는 유형이라 할 수 있다.

또 호기심이 너무 왕성한 사람도 그렇다. 항상 새로운 일이나 자극을 추구하다 보면 다방면에 흥미를 느껴 한꺼번에 여러 일을 벌이기도 하므로 자신도 모르게 심신을 혹사해서 쉽게 피로해진다.

그렇다면 이런 유형은 피로와 연을 끊을 수는 없을까? 그건 절대 아니다.

성격 자체를 바꾸기란 무척 어렵지만 적절한 휴식을 취하고 일상생활에 심신의 긴장을 푸는 시간을 마련하면 '좀처럼 지치지 않는 성격'으로 변할 수 있다.

이렇게 평소의 생각 하나만 바꾸어도 당신의 몸에 본래 갖춰져 있던 힘을 다시 끌어낼 수 있다. 쉽게 피곤해지지 않는 상태를 실감하면 더욱 쾌적한 나날을 보내게 될 것이다.

02

새로운 피로의 원인
- 뇌 피로의 정체

. . .

오랫동안 피로는 몸에 에너지가 부족할 때 생성되는 젖산과 같은 물질이 체내에 축적되어 느끼는 것이라고 여겨졌다.

그러나 한 연구 결과 젖산도 세포에 에너지를 공급한다는 사실이 밝혀졌다. 즉 일반적 인식과는 달리, 피로의 원인은 체내 에너지 부족이 아니라는 말이다.

최근에 이루어진 연구들은 피로의 주요 원인으로

'세포에 녹이 스는 것'을 꼽는다.

우리는 호흡을 통해 산소를 얻어 살아간다. 그러나 이 산소가 체내에 들어가면 신진대사 과정에서 체내에 활성 산소, 즉 녹이 생긴다.

그 양이 적으면 괜찮지만, 스트레스나 자외선, 식사 등 호흡 외의 요인으로도 활성 산소가 발생하고 이것이 지나치게 많아지면 유해 산소가 급격히 증가하는 '산화 스트레스' 반응이 일어난다. 이것이 바로 피로의 원인이다.

특히 '뇌'는 가장 쉽게 피로해지는 장기이므로 뇌 피로도 피로의 한 요인임이 밝혀졌다.

뇌 피로를 알기 쉽게 설명하기 위해, 조깅을 시작했을 경우를 상상해보자.

조깅을 하면 보통 몇 초 후에는 심박수가 올라가기 시작하고 호흡이 빨라지며 깊이 숨을 쉬게 된다. 또 체온 상승을 억제하기 위해 땀이 난다.

이것을 초 단위로 조절하는 것이 뇌의 자율신경계 핵심 부위인 '시상하부'와 '전대상피질'이다.

격렬한 운동을 하면 뇌의 자율신경계 핵심 부위에

서 처리하는 정보량이 늘어난다. 그 결과 뇌세포에서 다량의 활성 산소가 발생해 뇌가 산화 스트레스에 노출된다. 다시 말해 뇌에 녹이 스는 것이다.

그러면 자율신경계가 원활하게 기능하지 못한다.

이 상태가 뇌의 피로, 즉 '뇌 피로'이다.

뇌 피로의 원인은 활성 산소뿐만이 아니다. 지금은 인터넷으로 언제 어디서든 무엇이나 검색할 수 있는 시대다.

'지나치게 많은 정보'와 '과도한 스트레스'도 뇌 피로를 일으키는 원인이다.

많은 이가 여가 시간에 인터넷 서핑을 즐기거나 스마트폰을 만지작거리는데, 이때 뇌는 들어오는 모든 정보를 전속력으로 처리한다.

그러므로 아무 생각 없이 보고 있는 정보도 뇌에 상당한 부담을 준다.

이 뇌 피로는 나른함(권태감), 어깨 결림, 목 결림, 눈 침침함, 이명, 짜증, 불안감, 불면, 근육통, 의욕 상실 등 실로 다양한 증상으로 우리 몸에 나타난다. 또 그 원인도 여러 가지다.

그리고 이런 증상을 '몸이 피곤하니 어떻게 좀 해봐'라는 경고 신호를 안와전두피질(전두엽 가까이 있으며, 의사 결정 및 인지 과정에 관여)이라는 부위에 발신하여 우리 몸이 '피로감'이라는 형태로 자각하게 한다.

이 뇌 피로가 계속 쌓이면 어떻게 될까? 뇌가 쉽게 노화되고 결국 인지 기능이 저하되어 치매가 올 수도 있다.

그러므로 뇌 피로를 느낄 때는 뇌에 영양을 공급하고 휴식을 취해 스트레스를 해소해야 한다.

하루를 마치고 나서 심호흡을 하거나 다양한 시각 정보를 뇌에 전송한 눈을 따뜻하게 해주자. 아니면 좋아하는 일을 하는 시간을 마련해서 긴장을 푸는 등 여러 방법을 생각해보자. 지금 한창 주목을 받는 뇌(腦) 피로(疲勞), 정보화 사회에서는 그냥 넘길 수 없는 증상이다.

03

기분 전환을 위해 외출했다가
더 피곤해질 수도 있다

. . .

기분 전환을 위해 밖으로 나가는 등 환경이 바뀌면 대체로 긴장이 풀리고 피곤함이 가신다. 하지만 한 가지 주의해야 할 점이 있다.

예를 들어, 집 근처를 산책(조깅)한다.

휴일에 하이킹을 하러 간다.

여름휴가 때 남쪽 나라 섬에 가서 해양 스포츠를 즐긴다.

얼핏 모두 기분 전환이 되기에 적합할 것 같지만 실은 이런 행동이 오히려 우리 몸을 더 피곤하게 만들 수도 있다.

예를 들어 뜨거운 햇살 아래 앉아있기만 했는데도 지쳐버린 적은 없는가?

이것은 자외선의 영향을 받았기 때문이다. 최근 연구에 따르면 자외선이 피로와 상관관계가 있다는 사실이 밝혀졌다. 또 여기에는 눈이 매개체가 된다.

자외선은 몇 가지 종류가 있으며, 그중 UVA와 UVB가 피로와 관계가 있다.

UVA는 UVB에 비하면 유해 정도가 낮지만, 그래도 장시간 UVA에 노출되면 역시 건강에 나쁜 영향을 미친다.

UVB는 대부분 대기권(오존층)에서 흡수되지만, 그 일부는 지표에 도달한다. 피부나 눈에 유해하여 화상과 피부암(皮膚癌)의 원인이 된다.

이 두 가지 자외선은 어떤 식을 피로를 유발할까? 먼저 눈을 통해 체내로 들어간 UVA는 시신경(망막)

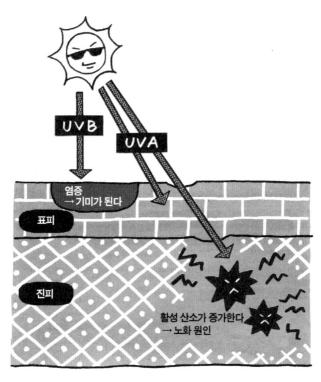

UVB

UVA

염증
→ 기미가 된다

표피

진피

활성 산소가 증가한다
→ 노화 원인

자외선에 지나치게 노출되면
피로해진다!
'약한 화상'을 입을 수도!

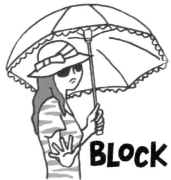

BLOCK

을 UVB는 삼차신경(얼굴의 감각 및 일부 근육 운동을 담당하는 뇌신경이)을 통해 시상하부에 신호를 보내어 뇌하수체를 자극한다.

그러면 뇌하수체는 여러 호르몬을 분비하는데, 그 호르몬 작용으로 인해 면역 체계와 소화 기관 기능이 저하된다. 그 결과 피로해지는 것이다.

그뿐만이 아니다. 신체 표면을 덮고 있는 피부는 자외선에 쉽게 노출되는 부위이므로, 멜라닌 색소가 자외선에서 피부를 지키기 위해 피부에 보호막을 치려고 한다. 이 멜라닌 색소가 침착한 것이 바로 '기미'다.

그러므로 햇볕이 강한 날에 외출할 때는 UV 차단 제품이나 모자, 선글라스 등을 착용해서 되도록 피부를 자외선에 노출하지 않는 것이 좋다.

그렇게만 해도 피로해지는 정도를 상당히 낮출 수 있다.

04

온도 차로 피로해진다!

. . .

아침저녁의 기온이 확 떨어져 하루의 최저 기온과 최고 기온의 차이, 즉 일교차가 심한 시기에도 주의해야 한다.

온도 차(일교차)라는 스트레스를 받고 자율신경이 손상되면 식욕 감퇴나 나른함 같은 증상이 나타난다.

자율신경은 심장이 움직이거나 땀이 나는 등 스스로 통제할 수 없는 신경을 말한다. 우리가 활동할 때는 자율신경 중 교감신경이 활성화되고 긴장을 풀고 느긋하게 지낼 때는 부교감신경이 활성화되어, 원래는 교감신경과 부교감신경이 균형을 유지하게 되어 있다.

그러나 불규칙한 생활이나 스트레스로 균형이 깨지면 면역력이 저하되어 호르몬 균형과 체온 조절에도 영향을 미친다.

자율신경이 정상적으로 작동할 때는 기온이 높아지면 발한 작용으로 체온을 낮춘다.

그런데 현대 사회에서는 실내에 들어가면 여기저기 에어컨이 작동된다. 겨울에는 밖은 추운데, 지하철이나 실내에 들어가면 따뜻하고, 여름에는 밖은 기온이 높아 발한 작용이 촉진되었는데, 실내에 한 발짝만 들어서면 냉방이 되어 있어서 춥다. 그러면 자율신경은 기온 차에 맞서 체온을 조정하느라 바삐 일할 수밖에 없다.

이런 급격한 기온 차가 '피로'가 되어 우리 몸에 나타나는 것이다.

몸이 차다고 느끼면, 열이 쉽게 전달되는 손목과

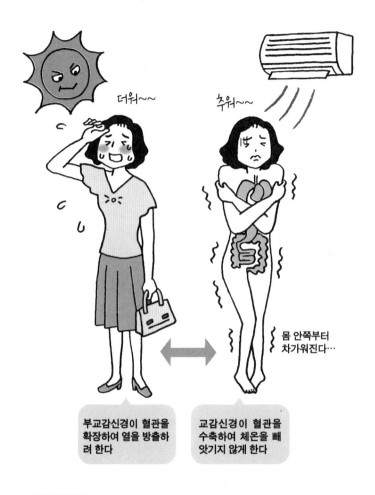

POINT!

급격한 체온 저하는 자율신경을 망가뜨린다!
'3개의 목' 부위를 따뜻하게 하고 골고루 영양을 섭취하자!

발목, 목의 '3목'을 따뜻하게 해주거나 가벼운 운동을 하거나 뒤에 설명할, 몸을 따뜻하게 해주는 식사를 하자.

또 겨울에는 일회용 핫팩의 힘을 빌려 몸을 따뜻하게 해주는 것도 좋다.

온도 차가 지나치게 커지지 않도록 약간만 신경 써도 훨씬 빨리 피로를 해소할 수 있을 것이다.

05

그 음료수, 그 음식은
정말로 피로를 풀어줄까?

· · ·

"어휴, 피곤해… 몸이 나른하고 무거워…."

"요즘에 더위를 먹었는지 아무것도 하기 싫어…."

그럴 때,

"건강 음료나 한 병 마실까나."

"오늘 저녁은 간과 부추를 볶아서 먹거나 마늘을 듬뿍 넣은 쇠고기 정식을 먹어야지."

꽤 많은 사람이 그렇게 생각한다.

"좋아! 오늘 밤에는 최고급 장어 덮밥을 먹어야

지!"

이렇게 지갑 사정이 좀 두둑할 때는 과감하게 비싼 메뉴를 선택하기도 한다.

자, 그러면 질문을 하나 해보자.

그런 음료수나 음식을 섭취한 후, 정말로 피곤함과 나른함이 해소되었는가?

몸이 나른하고 무거운 증상이 사라지고 심신이 쾌적해졌는가?

"으음… 어떨까나… 피로가 풀렸던 것 같기도 하고 아닌 것 같기도 하고…."

사실은 이렇게 생각하지 않는가?

실은 '피로회복에 효과적'이라고 생각하며 우리가 섭취하는 음식물 중에는 의외로 그렇지 않은 것이 많다.

피로가 풀렸다고 생각할지라도 어디까지나 피로감이 그렇다는 것이다. 피로 자체가 풀렸는지는 지극히 의심스럽다.

우선, '너무 피곤해', '몸이 나른하고 무거워'라고 느낄 때마다 그런 것들을 먹으면 어떻게 될까?

건강 음료나 덮밥류는 대부분 고열량 식품이다. 장어 덮밥은 콜레스테롤이 높은 메뉴의 왕이라 할 수 있다. 그렇다면 피로를 풀려고 먹었다가 열량 과다로 말미암아 대사증후군 같은 생활습관병을 유발할 가능성이 있다는 말이다.

피로를 풀기 위해 섭취한 음식물 탓에 병에 걸리다니, 이렇게 어리석은 짓이 또 있을까?

이번 기회에 '이게 정말 피로를 푸는 데, 효과적일까?'를 생각하면서 식생활 전반을 다시 살펴보자.

그러려면 기본적으로 영양의 균형을 생각하며 음식을 섭취해야 한다. 그게 가장 좋은 방법이다.

영양을 균형 있게 섭취하면 체내 대사 기능이 활발해져서 세포가 활성화되고 활성 산소에도 강해진다.

그 점을 설명하기 전에, 우리가 '이게 피로에 잘 든다'고 생각하며 먹었던 식품이 정말로 효과가 있는지 짚고 넘어가자.

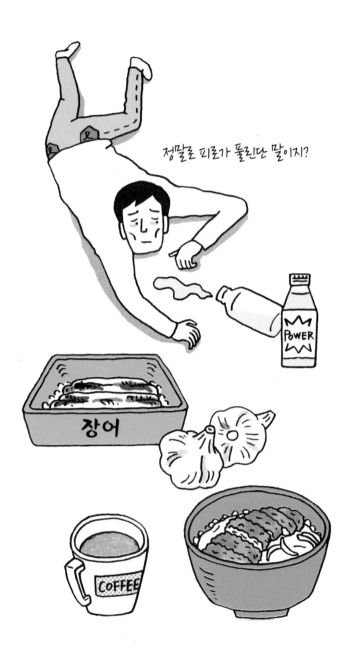

정말로 피로가 풀린단 말이지?

장어

POWER

COFFEE

06

커피에 피로회복 효과가 있을까?

. . .

'커피 타임(휴식 시간)'이라는 말도 있듯이 커피를 마시면 피로가 좀 풀려서 기분을 전환할 수 있다고 생각하지 않는가?

직접 커피를 마시진 않아도, 원두를 볶는 향기나 막 내린 커피 향을 맡으면 마음이 편안해진다는 사람도 있을 것이다.

커피를 마시면 졸음이 달아나고 머리가 맑아지는 것은 확실하다. 또 적정량의 커피는 다양한 질병을 예방하는 효과가 있다는 보고도 있다.

그러면 정말로 커피를 마시면 피로가 풀리는 것일까?

커피에 함유된 카페인은 뇌내 중추신경에 영향을 미쳐 졸음을 억제하는 각성 작용을 하고, 일시적으로 혈관을 수축해 진통 효과를 내며, 혈액의 흐름을 촉진해서 피로 물질이 쌓이지 않도록 한다. 이 작용으로 실제로 피로감이 완화된다.

하지만 그 효과는 일시적이다.

아주 약간의 시간, 피로감을 해소할 뿐 피로 자체를 없애는 것은 아니다. 다시 말해 카페인이 뇌를 덮은 상태가 된다.

위험한 것은 그뿐만이 아니다.

커피(카페인)를 다량 섭취하면 점차 카페인 의존증에 빠질 수 있다.

그러면 심박수가 증가하고 혈압이 올라간 상태가 유지되면서 우리 몸이 항상 흥분 상태가 된다. 그로 말미암아 자율신경의 균형이 깨지고 두통, 나른함,

가슴 두근거림, 감정의 기복, 불면과 같은 증상이 나타난다. 그렇다. 피로감이 오히려 증폭되는 것이다.

그러므로 피로를 풀기 위해 커피를 하루에 몇 잔씩 마시는 것은 바람직하지 않다. 하루 서너 잔을 넘지 않도록 조심하자.

참고로 홍차에도 카페인이 많이 함유되어 있으므로 지나치게 마시지 않도록 하자.

가능하면 민들레차, 보리차, 루이보스티 등 카페인이 없는 음료를 선택할 것을 권한다.

건강 음료에 피로회복 효과가 있을까?

. . .

커피에 버금가게 피로를 풀기 위해 건강 음료를 마시는 사람이 적지 않다.

건강 음료 시장의 규모도 나날이 성장하며, 그 종류도 실로 다양하다.

그런 건강 음료 효과가 아예 없다고 하진 않겠다. 그러나 피로회복 효과가 과학적으로 입증되지 않은 것도 있다.

그중 하나가 타우린이다. 타우린이 배합된 제품이

꽤 많은데 라벨을 잘 살펴보면 타우린 ○○○○밀리그램 배합이라고밖에 쓰여 있지 않다. '육체적 피로의 영양 보충에 적합하다'고 쓰여 있다 해도 '피로가 회복된다'고는 명기되어 있지 않다. 또 건강 음료에는 당분이 많이 들어있다.

피로를 풀기 위해 설탕이 듬뿍 든 캔 커피나 홍차를 하루에 몇 캔씩 마시는 사람이 건강 음료까지 계속 마시면 어떻게 될까? 당분 과다 섭취로 인해 혈당치가 올라갈 수도 있다.

한방 성분을 함유한 건강 음료도 주의해야 한다. 어떤 한방 전문의에 따르면 "한방 성분에는 그 사람의 몸에 맞는 것과 맞지 않는 것이 있으므로 그냥 복용하면 소량이라 해도 미열이 나거나 가슴이 두근거리거나 배탈이 나는 등 몸 상태를 악화시킬 위험이 있다"라고 한다. 또 많은 건강 음료에는 카페인이 함유되어 있다.

앞서 말했듯이 카페인에는 졸음을 깨우고 집중력을 높이는 효과가 있으므로 '오늘은 철야 근무다. 열심히 해야지' 할 때에는 확실히 효과가 있지만, 이것을 빈번하게 복용하면 어떻게 될까? 커피나 홍차처럼 카페인 의존증이 될 것이 빤하다. 건강 음료를 지나치게 마셔서 몸이 나른해지는 등 더욱 피로해져서는 본전도 못 찾는다.

결론적으로 건강 음료를 오랫동안 마시는 것은 피로를 회복하기는커녕 쌓이게 할 가능성이 있으므로 '야근하는 날'에만 마시는 것이 좋지 않을까?

08

고기를 많이 먹는 것은
피로회복에 효과적일까?

. . .

"피곤해 죽겠네. 에너지를 보충해야 할 텐데…."

"요즘 들어 힘이 안 나. 이럴 때는 기운이 나는 음식을 먹는 게 최고지"

사람들은 이런 생각으로 고깃집이나 스테이크집에 간다. 그러나 피로 해소가 목적이라면 굳이 고기를 먹을 필요는 없다.

왜 그럴까? 그 점을 설명하기 전에 여러분에게 질문을 하나 하겠다. 지구상에서 힘이 센 포유류를 말해보라고 하면 무엇이 떠오르는가?

긴 코로 커다란 공을 가볍게 말아 올리는 코끼리가 그에 해당하지 않을까?

고릴라도 그렇다. 고릴라의 체중은 인간의 3배이지만 악력은 인간의 10배에 달한다. 인간을 종잇장처럼 집어 들어서 휙 던져버릴 수 있을 만큼 힘이 세다.

그러면 그 동물들이 항상 무엇을 먹는가 하면 코끼리는 풀을, 고릴라는 채소나 과일을 주식으로 삼는다. 그렇다. 그 동물들은 고기는 입에도 대지 않고 식물을 먹으며 그것에서 생명을 유지하는 데 필요한 단백질을 섭취한다.

• 양질의 단백질을 섭취하자

인간의 몸에도 단백질은 중요한 영양소다. 우리 몸은 약 60조 이상의 세포로 구성되는데 뼈는 물론이고 내장, 근육, 혈관, 피부의 주성분은 단백질이다. 그런 의미에서 단백질은 살아가는 데, 반드시 필요한 중요한 영양소라 할 수 있다.

단백질은 20종류의 아미노산이 모여서 이루어져 있으며, 그중 체내에서 만들 수 없는 아미노산을 '필수 아미노산'이라고 한다. 코끼리 같은 동물은 체내에 있는 미생물이 필수 아미노산을 생성해주지만 인간은 식사를 통해 보완해야 한다. 이 필수 아미노산은 전부 9종류이고 그것들이 전부 갖추어져야만 건강을 유지할 수 있다. 그러려면 9종류의 필수 아미노산이 함유된 양질의 단백질을 섭취해야 한다.

단백질은 동물성 단백질과 식물성 단백질로 나뉜다. 동물성 단백질은 육류·해조류·달걀·유제품에서, 식물성 단백질은 대두와 같은 콩류·해초나 파래 등의 해조류·버섯류·깨와 땅콩 등의 나무 열매에서 채취되므로 이 식품들을 골고루 섭취하도록 하자.

그중에서도 특히 대두를 추천한다. 대두에는 폴리페놀의 일종으로 여성 호르몬과 유사한 작용을 하는 인플라본이 함유되어 있어서 항산화 작용을 하기 때문이다. 또한 대두에는 강한 항산화 효과가 있는 비타민 E도 많이 들어 있다.

그런 관점에서 보자면 된장국, 생선구이 등이 밥상에 오르는 가정식은 양질의 단백질을 섭취할 수 있는 최고의 메뉴라 할 수 있다.

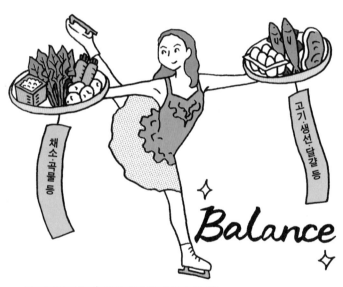

채소·곡물 등

고기·생선·달걀 등

Balance

식물성 단백질을 섭취할 수 있는 식품

대두 등의 콩류, 해초나 파래 등 해조류, 버섯류·깨와 땅콩 등의 나무 열매 등

동물성 단백질을 섭취할 수 있는 식품

육류·어패류·달걀·유제품 등

• 동물성 단백질은 약간 적게 섭취하자!

45페이지에서 동물성 단백질과 식물성 단백질에 대해 살펴보았다. 우리 몸의 피로를 풀려면 무엇을 어떻게 섭취하는 게 좋을까?

정답은 양쪽의 단백질을 다 섭취하되 동물성 단백질은 적당히, 식물성 단백질을 중심으로 섭취하는 것이다. 동물성 단백질은 체내에 들어가면 일단 아미노산으로 분해된 다음 단백질로 변환된다.

그 반면 식물성 단백질에는 원래부터 아미노산이 함유되어 있어서 효율적으로 단백질이 흡수된다.

또 동물성 단백질은 식물성 단백질보다 복잡하게 구성되어 있으므로 소화 시간이 오래 걸리고 장내(腸內)에 오랫동안 머물러 있게 된다. 그러면 장내에서 부패가 일어난다. 소량이라면 장내에서 중화되지만 이것이 만성화되면 부패에 따른 유독 물질이 몸에 악영향을 끼칠 소지가 있다. 피로가 풀리기는커녕 점점 더 피곤해진다.

더 큰 문제는 구운 고기나 스테이크 등 고기 요리

는 칼로리가 높고 지방이 많은 음식이라는 점이다. 그런 음식을 피곤할 때마다 섭취하면 피로는 풀리지 않으면서 지방이 점점 축적되어 비만과 생활습관병(성인병)을 유발한다.

　가장 무서운 점은 대장암 발병 위험이 커진다는 것이다. 국립 암연구센터의 조사에 따르면, 쇠고기나 돼지고기 등을 매일 100g 이상 먹는 남성은 그렇지 않은 남성보다 대장암에 걸릴 위험이 44%, 여성은 매일 80g 이상 먹으면 48% 높다는 결과가 나왔다.

　그 점을 고려하면 구운 고기나 스테이크는 적당히 먹는 편이 우리 몸에도 좋고 피로회복에도 좋다.

장어로 더위를 이길 수 있을까?

. . .

'더위를 먹다'는 말이 있듯이 한여름에는 체력이 소모되어 쉽게 지친다.

7월 하순에 '도요노우시노히'라고 해서 보양식으로 장어를 먹는 풍습이 있는데, 많은 사람이 '더위 먹는 것'을 방지하는 방법으로 장어 요리를 떠올린다. 그러면 왜 그날 장어를 먹을까?

실은 이 풍습은 어떤 사람의 기발한 아이디어에서 기인했다. 18세기 본초학자인 히라가 겐나이 때문이다.

어느 한여름, 한 장어 음식점 주인이 히라가 겐나이에게 이렇게 하소연했다.

"요즘에는 너무 더워서 그런지 손님이 확 줄었어요. 선생님, 손님을 오게 할 무슨 수가 없을까요?"

그러자 히라가 겐나이는 장어 음식점 주인에게 이렇게 말했다.

"오늘은 '우시노히'라고 쓴 종이를 식당 앞에 붙여놓게"

실은 당시 '우시노히'의 '우'로 시작하는 음식을 먹으면 몸에 좋다고 여기는 풍습이 있었다. 마침 우나기(장어)가 '우'로 시작한다. 그래서 '장어를 먹으면 여름을 건강하게 보낼 수 있다'는 홍보로 손님이 많아졌다고 한다.

또 그것을 여러 가게에서 흉내 내어 점차 '도요노 우시노히'에 장어를 먹게 되었다고 한다.

그런데 장어를 먹으면 정말로 피로회복 효과가 나타날까?

그것은 1945년, 태평양 전쟁이 끝났을 무렵까지만 통하는 이야기다. 당시에는 영양실조 탓에 피로가 심각한 시대였다. 장어에는 비타민A와 비타민B_2가 풍부하게 들어있다.

게다가 지방이 많아서 고칼로리다. 그래서 영양 부족과 피로를 해소하는 데, 좋은 음식으로 인식되었다.

그러나 지금은 음식이 부족하기는커녕 열량 과다를 걱정해야 하는 시대다.

장어를 지나치게 많이 먹으면 위장에 부담이 늘어나 더욱 지칠 수 있다. 지방이 점점 축적되어 비만이나 생활습관병의 원인이 된다.

하지만 장어는 비타민이 풍부하다! 강한 항산화 작용을 하는 비타민E도 많고 피부 미용에도 효과적이다. 그밖에 뇌 발달에 빼놓을 수 없는 DHA와 혈액을 건강하게 만드는 EPA도 함유되어 있다. 그러니 가끔 먹는 것은 문제가 없다.

10

단것에 피로회복 효과가 있을까?

· · ·

피곤할 때 단것이 엄청나게 '땡긴' 적이 있는가?

그럴 때 초콜릿이나 사탕을 먹었더니 기운이 좀 났다는 사람이 꽤 많을 것이다.

그런데 우리는 왜 피곤하면 단것이 생각날까?

그것은 머리를 많이 쓰거나 필요 이상으로 몸을 움직이면 혈중 포도당이 소모되어 혈당치가 떨어지는 것과 관련이 있다.

실제로 그렇게 단것을 먹으면 당분이 재빨리 흡수

되어 혈중 당 농도가 순식간에 올라간다.

그런데 바로 그 점이 문제다. 결론부터 말하자면 단것을 먹음으로써 악순환이 생기기 때문이다.

실은 단것은 의존성이 강하다. 피곤해서 단것을 먹어 혈당치가 급격히 올라가면 그 작용을 억제하기 위해 췌장에서 인슐린이 분비된다.

그러면 이번에는 평소보다 혈당치가 더 내려간다.

그 결과 몸이 나른해지고 의욕을 잃는다. 그럼 다시 단것이 먹고 싶어진다. 그렇게 해서 단것을 입에 대면 또다시 혈당치가 오르고 췌장에서 인슐린이 분비된다.

이 과정이 반복되어 혈당치가 올라갔다 떨어졌다 하며 일정한 상태를 유지하지 못하게 된다. 그러면 췌장이 피로해져 결국 인슐린이 원활하게 분비되지 못하여 최악의 경우 당뇨병에 걸릴 수도 있다.

또 인간의 몸은 당분을 에너지로 변환할 때 비타민 B군의 힘을 빌린다. 그러므로 이번에는 비타민까지 감소한다. 즉 비타민 부족으로 점점 더 피곤해진다.

따라서 단것을 과잉 섭취하면 피로가 풀리지 않고 오히려 피로가 쌓일 우려가 있다.

그러므로 피곤할 때는 치즈나 견과류 등 영양가는 많지만 혈당치 상승이 비교적 완만한 식품을 섭취하는 것이 바람직하다.

제2장

몸과 마음이 단번에
가벼워지는 마법의 식사법

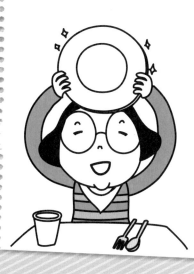

01

손상된 세포를 복구해 주는 3요소

. . .

제1장에서 우리가 '피로회복에 효과적'이라고 생각하며 먹는 음식을 살펴보았는데, 오히려 역효과인 것도 있다는 점을 알게 되었다.

그러면 피로를 풀려면, 또 좀처럼 피로해지지 않는 몸을 만들려면 어떤 음식을 먹어야 할까?

우리가 아무리 조심해도 우리 몸에는 활성 산소가 생기고 활성 산소는 세포에 상처를 낸다. 그러므로 손상된 세포를 복구해 주는 영양소와 세포 산화를 억제해 주는 영양소, 신진대사를 촉진하는 영양소를 제대로 섭취해야 한다. 그것은 우리가 평소 먹는 '주식'과 '주(主)반찬', '부(副)반찬'에 달려 있다.

주식은 당연히 밥, 빵, 면류 등 곡물을 말한다. 주반찬은 육류나 어패류, 달걀이나 대두 등을 사용한 음식을 말하며, 부반찬에는 채소, 버섯, 토란, 해초 등을 사용한 음식이 해당된다.

이 음식들에는 다양한 영양소가 들어 있다. 먼저, 우리가 건강하게 살기 위해 필요한 3대 영양소인 탄수화물, 지방, 단백질이 있다.

다음으로 3대 영양소를 분해해 에너지로 변환하는 칼슘이나 마그네슘 등의 미네랄, 비타민A, 비타민B_1, 비타민C 등이 있다.

여기서 정확하게 인식해야 할 것은 이 영양소는 단독으로 역할을 수행하지 않고 각각 서로 돕거나 영향을 끼치며 효과를 발휘한다는 점이다.

따라서 한 영양소만 많이 섭취하지 말고 각각의 식품에 들어있는 항(抗)피로에 효과적인 영양소를 '균형 있게 섭취하는 것'이 중요하다.

철새는 어떻게 장거리를
쉬지 않고 날 수 있을까?

. . .

여러분은 철새가 어느 정도의 거리를 쉬지 않고 날 수 있는지 아는가?

종류에 따라 다르겠지만 큰뒷부리도요라는 철새는 날이 추워지면 알래스카에서 호주나 뉴질랜드로 건너와 겨울을 난다. 그 거리는 무려 12,000km에 달한다. 비행시간은 약 1주일이다. 그동안 광대한 태평양을 비행하기 위해 한 번도 착륙하지 않고 쉬지도 않는다.

어떻게 그토록 먼 거리를 휴식 없이 비행할 수 있을까? 그것은 큰뒷부리도요의 날개 죽지에 풍부하게 함유된 이미다졸 디펩티드(Imidazole dipeptide)라는 단백질 성분과 관련이 있다는 것이 최근 연구로 밝혀졌다.

그들은 이 성분을 체내에서 합성하면서 날기 때문에 장거리 비행이 가능한 것이다.

이미다졸 디펩티드는 참치와 가다랑어 같은 어류의 꼬리지느러미 부분에도 많이 함유되어 있다. 그들이 물속을 쉼 없이 헤엄칠 수 있는 것도 체내에서 이 성분이 합성되기 때문이다.

그러면 이미다졸 디펩티드에 어떤 효과가 있을까?

먼저 이미다졸 디펩티드를 섭취하면 운동 기능 저하를 억제하고 피로감이 경감 또는 완화되는 점을 들 수 있다.

오사카시립대학 연구팀이 그 점을 증명하는 실험을 실시한 적이 있다. 피험자를 두 그룹으로 나누고 A그룹에는 이미다졸 디펩티드를 함유한 음료수를 매일 400mg, B그룹에는 맛과 칼로리는 동일하지만 이미다졸 디펩티드가 들어있지 않은 음료수를 매일 400mg 마시게 했다. 그리고 4주 후에 전속력으로 4시간 동안 자전거 운동을 하게 했다.

그 결과 B그룹은 페달 회전수가 점점 떨어져서 4시간이 경과한 뒤에도 원래대로 돌아오지 않았다. 반면 A그룹은 3시간 반 동안 자전거를 타면서 페달 회전수가 일시적으로 떨어졌지만, 그 뒤 다시 회복했다. 4시간이 경과한 뒤에는 회전수가 자전거 운동을 시작했을 때와 같은 수치로 회복되었다. 즉 이미다졸 디펩티드를 섭취하면 운동 효과가 저하되는 현상을 억제할 수 있다는 사실이 판명된 것이다.

또 실험을 종료한 직후에 느끼는 피로감을 관찰했더니, 이미다졸 디펩티드를 섭취한 사람의 피로감은 섭취하지 않은 사람의 약 3분의 1밖에 되지 않았고 실험을 종료하고 4시간 후에는 절반 수준에 불과했다.

그밖에도 더 있다. 피로를 느끼는 사람이 이미다졸 디펩티드를 섭취하면 2주 후부터 피로감이 경감된다는 것도 판명되었다.

또한 이미다졸 디펩티드에는 활성 산소에 의한 세포 손상을 억제하는 작용도 있다.

활성 산소로 인해 세포가 손상되고 산화하면 혈액 속의 TGF-베타(형질전환증식인자)라는 물질 수치가 높아진다. 이 수치가 높을수록 활성 산소에 의한 세포 손상이 많은데 이미다졸 디펩티드를 섭취하면 TGF-베타 상승이 억제된다는 것도 입증되었다.

또 이미다졸 디펩티드는 강한 항산화 작용을 한다. 이미다졸 디펩티드는 소화관에서 흡수되면 일단 두 종류의 아미노산으로 분해된다.

분해된 아미노산은 혈중에서는 거의 소비되지 않고 목표물인 피로 포인트(손상된 세포)에 도달한다. 그곳에서 두 종류의 아미노산은 다시 이미다졸 디펩티드로 재합성되어 항산화 작용을 충분히 발휘한다. 이것이 항산화 작용을 하는 다른 물질과 결정적으로 다른 점이다.

03

닭 가슴살 100g의 엄청난 힘

. . .

그러면 이미다졸 디펩티드는 어떤 음식을 통해 섭취
하면 될까?

또 어느 정도 섭취하면 피로회복에 효과적일까?

이미다졸 디펩티드를 풍부하게 함유한 식품은 돼
지고기, 쇠고기, 닭고기, 가다랑어 등을 들 수 있다.
실험 결과에서 도출된 하루에 섭취할 이미다졸 디펩
티드 분량은 200mg이다.

그런데 문제는 200mg의 이미다졸 디펩티드를

'무엇에서 섭취할 것인가'이다. 이를테면 쇠고기를 먹어 이미다졸 디펩티드 200mg를 섭취하려 하면 계산상으로는 무려 400g 이상의 쇠고기를 먹어야 한다.

매일 쇠고기를 그렇게 많이 먹으면 어떻게 될까? 47페이지에서도 설명했듯이 단백질과 지방을 과잉 섭취해서 신장에 부담이 가고 결국 비만과 생활습관병(生活習慣病, 성인병)이 찾아올 것이다.

그래서 추천하는 식품이 '닭가슴살'이다. '닭가슴살'에는 100g당 200mg의 이미다졸 디펩티드가 함유되어 있다.

더구나 같은 닭고기인 '닭다리살'에 비하면 100g당 191kcal로 저칼로리다. 대단히 건강한 식품이라 할 수 있다.

게다가 이미다졸 디펩티드는 열에 강하므로 조리할 때 좀처럼 변질되지 않는다는 장점이 있어 다양한 요리를 즐길 수 있다. 또 수용성이므로 국물 형태로도 성분을 남김없이 섭취할 수 있다.

그러므로 쪄먹어도 좋고, 삶아먹어도 좋고, 볶아먹어도 좋고, 구워먹어도 좋다. (단, 직화구이는 성분이 변질된다.)

그러므로 '피곤하다'고 느낄 때는 뒷장에 소개하는 중요한 영양소를 섭취할 수 있는 식자재와 함께 이미다졸 디펩티드가 함유된 '닭가슴살'을 최소 2주간 계속 섭취하자. 그러면 당신의 몸에서 피로가 물러날 것이다.

04

에너지를 낳는 중요한 영양소란?

· · ·

57페이지에서도 말했듯이 우리 인간은 탄수화물, 지방, 단백질이라는 3대 영양소를 체내에서 에너지로 변환함으로써 생명 활동을 이어간다.

그러나 이 에너지 변환이 충분히 이루어지지 않으면 대사가 저하되고 그에 따라 피로를 느낀다.

에너지 변환을 할 때 중요한 역할을 수행하는 것이 비타민이다. 특히 비타민B$_1$은 탄수화물이나 지방이 분해되어 에너지로 변할 때 보효소(補酵素)라는 무척 중요한 역할을 한다. 그런 만큼 비타민B_1이 부족하면 전신이 나른해진다.

그런데 2014년 국민건강영양조사에 따르면 주요 비타민류의 섭취량 중 대부분이 권장량을 충족하지 못한다는 사실이 밝혀졌다.

특히 피로회복에 기여하는 비타민B_1은 모든 세대에서 부족하다고 한다.

참고로 비타민B_1을 함유한 식자재는 돼지고기(등심, 넓적다리살, 삼겹살, 안심, 염통, 혀, 간)을 비롯해 닭고기, 생햄, 베이컨, 장어, 명란젓, 연어알, 파래, 현미, 대두, 부추, 대파 등이 있다.

이것들은 모두 우리가 흔히 먹는 식품이다. 그럼에도 왜 비타민이 부족하다는 것일까?

그 이유로는 첫째 수용성이므로 물에 씻기면 쉽게 배출되는 점, 둘째 수돗물에 함유된 잔류염소 때문에 분해되는 점, 셋째 가열하면 성분이 파괴되는 점, 넷째 많이 섭취했다고 생각하겠지만 체내에는 10mg 정도밖에 흡수되지 않는 점을 들 수 있다.

이것을 방지하려면 조리 방법에 신경을 써야 한다.

이 식품들은 모두 볶거나 튀길 때보다 데치거나 삶을 때 비타민B_1 성분이 많이 소실된다. 그러니 비타민B_1 소실이 적은 조리 방식을 생각하면 어떨까?

• 다른 비타민 성분도 잘 챙겨먹자

그러면 비타민C나 비타민E, 베타카로틴과 같은 다른 비타민군은 어떨까? 물론 이 성분에도 항산화 작용이 있다.

먼저 비타민C부터 살펴보자. 콜라겐 합성을 비롯해 혈관, 피부, 점막 등을 강화하는 작용을 하며, 귤이나 레몬 등의 감귤류, 딸기, 키위, 피망, 방울양배추, 콜리플라워 등의 식품에 많이 함유되어 있다.

또 비타민E에는 강한 항산화 작용이 있으며 말초혈관을 확장해 혈액 순환을 원활하게 한다.

그럼으로써 혈액 순환 장애로 인해 생기는 어깨

결림, 두통, 냉증 등의 증상을 개선하고 심근경색, 뇌졸중 등의 생활습관병 예방에도 효과를 발휘한다.

어패류로는 아귀간, 스지코(연어 등의 알을 난소막에 싸인 상태로 소금에 절인 식품), 연어알, 은어, 정어리, 명란젓 등이 있다. 채소류는 모로헤이야, 무, 단호박 등에 많이 함유되어 있다.

베타카로틴의 힘도 얕보면 안 된다. 베타카로틴에도 강한 항산화 작용이 있으며, 노화 방지를 비롯해 피부, 머리카락, 손발톱의 건강 유지에 효과가 있다고 한다. 당근, 단호박, 시금치 등의 녹황색 채소에 많이 함유되어 있다.

05

미네랄이 부족해서 몸이 안 좋다고?!

. . .

영양소의 대사에 빼놓을 수 없는 것이 비타민이다. 이것이 오른팔이라고 하면 왼팔은 뭐니 뭐니 해도 미네랄이다.

미네랄도 비타민처럼 실로 다양한 종류가 있다. 누구나 잘 아는 칼슘을 필두로 나트륨, 마그네슘, 철분, 인, 아연, 구리, 칼륨 등을 들 수 있다.

이런 미네랄 성분은 신체를 조정하는 역할을 하며 이것이 부족하면 골다공증을 비롯해 부갑상선 종대,

신경과민, 빈혈, 면역력 저하, 어깨 결림, 요통이라는 피로 증상이 유발된다. 최근 후생노동성의 <국민건강영양조사>에 따르면 미네랄 섭취량도 부족하다고 지적되었다.

참고로 미네랄을 함유한 식자재는 유제품, 닭이나 돼지의 간, 대두, 토란류, 굴, 건새우, 말린 오징어 등의 어패류, 아몬드나 캐슈너트 등의 견과류 등이 있다. 모두 일상생활에서 쉽게 접하는 것들뿐이다. 그럼에도 왜 부족하다고 하는 걸까?

주요 이유는 첫째로 수용성 성분이 빠져나가는 '삶는' 요리에 쓰이는 식품이 많기 때문이다. 둘째로 원재료 중 상당수가 정제되어 미네랄이 빠져나간 상태다. 셋째로 식품첨가물(인산염)이 많이 쓰여 미네랄 흡수를 저해하는 점을 들 수 있다.

그러므로 식자재를 조리할 때는 수용성 성분이 배출되지 않도록 필요 이상으로 씻거나 데치지 않도록 하자.

또 가능하면 정제되지 않은 쌀(현미), 밀가루(전립

분. graham flour. 곡류 알맹이의 껍질이나 맥아를 분리하지 않고 통째 간 가루를 말한다.- 옮긴이), 설탕(흑설탕)을 많이 섭취하자.

그리고 식품첨가물, 특히 인산염이 많이 함유된 가공식품은 되도록 삼가는 것이 바람직하다.

다소 전문적인 이야기가 되는데, 인산염도 미네랄의 일종이다.

그러나 필요 이상으로 섭취하면 동족인 칼슘이 흡수되는 것을 방해한다.

그러므로 가공식품을 많이 먹을 때는 칼슘이 많은 식품, 예를 들어 유제품을 비롯해, 뼈째로 먹는 생선이나 껍질이 있는 새우, 모로헤이야나 고마쓰나과 같은 녹황색 채소를 적극적으로 곁들이자.

● 미네랄의 역할과 1일에 필요한 양은?

미네랄 종류	역할과 효과	1일 필요량
칼슘	뼈나 치아 형성, 근육이나 신경 활동, 혈액 응고 등	남성(600mg) 여성(600mg)
마그네슘	심리 안정, 뼈 형성, 근육과 심장 활동(혈압)을 정상화한다	남성(320mg) 여성(260mg)
칼륨	대사촉진, 생리 기능 정상화, 혈압을 내리는 작용, 단백질 합성 등	남성(2,500mg) 여성(2,000mg)
나트륨	체액 균형을 유지, 대사촉진, 신경을 조정 등	남성(600mg) 여성(600mg)
철	혈액 속의 산소 운반, 빈혈 예방 (적혈구의 재료)	남성(10mg) 여성(12mg)
인	뼈와 치아 형성, 에너지를 생성한다	남성(1,000mg) 여성(900mg)
아연	대사 조정, 인슐린의 재료, 생식선 호르몬 활동 정상화 등	남성(12mg) 여성(10mg)

미네랄은 신체를 조정하는 역할!
의식적으로 충분히 섭취하자.

하루 1개! '레몬 생활'을 권한다

· · ·

피로를 근본적으로 해결하기 위한 식품은 우리 주변에 아주 다양하다. 그중 하나가 레몬이다.

왜 레몬일까? 레몬에는 피로회복에 효과를 발휘하는 구연산이 많이 함유되어 있기 때문이다.

우리 몸의 세포에는 에너지를 생성하기 위한 대사경로가 있는데, 이를 구연산 회로(TCA회로)라고 한다. 여기서 식사를 통해 섭취한 영양소를 에너지로 바꾸는데, 구연산은 이 회로가 원활하게 작동되도록 돕는다.

즉 구연산 때문에 에너지가 순조롭게 생성되면 피로가 완화되고 반대로 부족하면 구연산 회로(TCT회로) 작용이 저하되어 에너지가 부족해지고 쉽게 피곤해지는 것이다.

레몬이 다른 과일에 비해 뛰어난 점은 구연산 함유량이다.

귤이나 네이블 등의 구연산 함유량은 개당 평균 1% 정도에 불과하지만, 레몬은 개당(100g) 6.08%나 된다. 이 정도면 피로를 회복하기에 충분한 효과를 발휘한다.

한 연구기관에서 레몬 생산농가에서 일하는 중장년 여성 107명을 대상으로 실험을 했다. 그들에게 5개월간 매일 평균 레몬 반개를 섭취하게 했더니 피로도가 개선되었다고 한다.

그밖에도 구연산을 함유한 식품을 사용해 몇 가지 실험을 했는데, 역시 레몬 섭취량이 많을수록 피로도와 우울감, 수면의 질이 개선되었다.

레몬은 그대로 짜서 탄산수를 만들거나 튀김이나 샐러드, 채소를 데친 나물 요리에 끼얹는 등 요리에 쉽게 사용할 수 있다는 점도 매력적이다.

조리법이 어렵지 않으므로 여러분도 피로 예방과 회복에 도움이 되는 레몬을 식사에 곁들여보자.

또한 구연산은 레몬 외에 매실장아찌나 흑초에도 많이 함유되어 있다. 매실짱아찌는 하루 2개 정도, 흑초는 1큰 술을 기준으로 섭취하면 좋다.

이 식품에 앞서 나온 이미다졸 디펩티드까지 곁들이면 금상첨화다. 피로회복 효과가 한층 더 강화될 것이다.

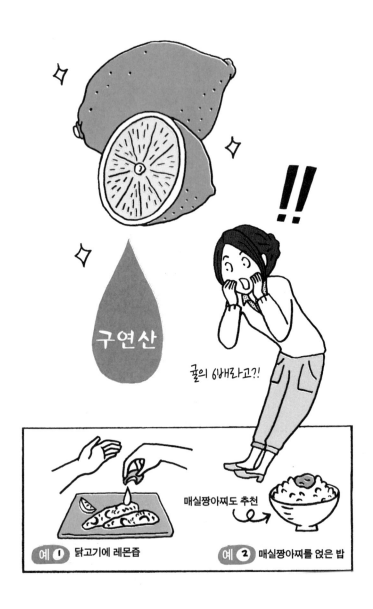

구연산

굴의 6배라고?!

매실짱아찌도 추천

예 ➊ 닭고기에 레몬즙

예 ➋ 매실짱아찌를 얹은 밥

07

피로에 효과적인 식품은 이렇게나 많다

. . .

피로에 효과적인 식품은 그밖에도 얼마든지 있다.

이번에는 식품별로 피로 예방과 회복에 도움이 되
는 성분을 알아보자.

모두 마트에서 쉽게 구입할 수 있는 식품이다.

◎ **다랑어, 돼지고기, 쇠고기, 브로콜리, 올리브오일 등**

이 식품에는 '환원형코엔자임Q10'이 함유되어 있
다. 코엔자임Q10은 지용성 물질로 세포 내에서 활동

의 근원인 영양소를 에너지로 변환하고 항산화 작용
도 뛰어나다. 다만, 이 성분은 식품만으로 권장량을
섭취하기 어려우므로 건강보조식품을 추가 섭취하
면 좋다.

◎ **닭간, 돼지간, 소간, 열빙어, 아보카도, 낫또, 우유 등**
이 식품에는 '판토텐산'이라는 성분이 들어있다.
판토텐산은 수용성 비타민의 일종이며 당질, 지질,
단백질 대사를 촉진한다.

◎ **양고기, 쇠고기, 돼지고기, 굴 등**
이 식품에는 'L-카로틴'이라는 성분이 들어 있다.
L-카로틴은 지방산을 에너지로 변환하는 아미노산
의 일종으로 근육 피로와 심리적 피로를 개선한다.
특히 양고기는 카르니틴(Carnitine)이 풍부하게 함유
되어 있으므로 때로는 양고기집에 들르는 것도 좋다.

◎ **연어, 연어 알, 새우, 게 등**
이 식품에는 '아스타크산틴(astaxanthin)'이라는

성분이 들어 있다. 아스타크산틴은 연어, 새우, 게 등에 많이 함유된 카로티노이드(천연 붉은 색소)의 일종으로 항산화 작용이 뛰어나며 지구력을 향상시키고 지질 대사가 활성화하도록 돕는다.

다만 이 성분도 식품만으로 권장량을 충족하기 어려우므로 건강보조식품을 함께 섭취하면 좋다.

◎ 마늘, 대파, 양파, 부추 등

이 식품에는 '알리신'이라는 성분이 함유되어 있다. 알리신에는 피로회복에 필요한 비타민B₁의 흡수를 촉진하므로 현재 피로회복 성분으로 주목을 받고 있다. 그밖에 살균, 혈액을 맑게 하여 혈전과 동맥경화를 예방한다. 위액 분비를 촉진하므로 식욕이 없을 때 섭취하면 효과적이다.

◎ 고등어, 방어 새끼, 꽁치, 정어리 등

이 식품에는 'EPA(에이코사펜타엔산)'라는 성분이 함유되어 있다. EPA는 등푸른생선에 함유된 불포화지방산의 일종으로 혈액 흐름을 개선하고 콜레스테롤 수치를 낮추며 눈의 피로에도 효과가 있다.

◎ 장어, 참치, 방어, 고등어, 방어 새끼, 참돔 등

이 식품에는 'DHA(docosa hexaenoic acid)'가 함유되어 있다. DHA도 불포화지방산의 일종으로 혈액 흐름을 원활하게 하고 특히 눈의 피로를 해소하는 데 효과적이다. 뇌 연령을 젊게 하는 성분으로 주목을 받고 있다.

◎ 블루베리, 붉은 차조기, 적양배추, 토마토, 포도, 가지, 수박 등

이 식품에는 '안토시아닌'이라는 색소 성분이 들어 있다. 폴리페놀의 일종으로 눈의 피로를 해소하는 데 효과적이다.

◎ 채소 과일의 씨와 껍질

여기에는 '폴리페놀'이 함유되어 있다. 폴리페놀도 활성 산소를 제거하는 항산화 작용을 하므로 피로회복 효과를 기대할 수 있다. 단, 폴리페놀은 채소와 과

일 껍질에 많이 함유되어 있으므로 이것들을 먹을 때는 되도록 껍질을 깎지 말고 먹자. 잔류 농약이 걱정되는 사람은 물로 잘 씻은 다음에 '껍질째' 먹도록 하자.

효과 만점!
아침·점심·저녁 식사를 하는 법

. . .

마지막으로 이 영양소들을 효율적으로 활용한 세끼 식사를 하는 법을 소개하겠다.

세끼 중에서도 가장 중요한 것은 아침 식사다. 우리는 수면 중에도 에너지를 소모하므로 에너지가 부족한 상태로 깨어난다. 그래서 하루를 시작할 때 충분히 에너지를 보급해야 한다.

아침 식사를 커피로 때우거나 걸러버리면 체내 활성 산소가 점점 증가해서 오히려 피로해진다.

아침 식사로 꼭 섭취해야 할 것은 뇌의 영양원인 당질(포도당)이다. 쌀이나 빵, 면류와 같은 탄수화물이 체내에 들어가면 분해되어 혈액 중에 당이 증가하고, 그 당이 뇌로 운반되어 활동 에너지원으로 쓰인다.

점심은 하루 중 가장 활동량이 많은 때이므로 체내에 있는 연료를 에너지로 바꾸는 비타민이나 미네랄을 함유한 식품을 의식적으로 섭취하자.

이 성분은 육류, 어패류, 채소류에 많이 함유되어 있다. '어제는 고기, 오늘은 생선'과 같은 식으로 균형을 생각하며 양보다 질이 높은 식사를 하도록 신경 쓰자.

저녁에는 낮의 활동으로 피로해진 근육을 회복시켜야 한다. 근육 회복을 도와주는 단백질이 풍부한 붉은 살 고기나 참치의 붉은 살을 먹으면 효과적이다. 또 이미다졸 디펩티드를 듬뿍 함유한 닭 가슴살을 비롯해 항산화 작용을 하는 식품을 섭취하는 것도 좋다.

또한 '피로가 쌓인 사람일수록 저녁 식사 시간이

늦다'는 데이터도 있으므로 저녁 식사는 체내 시계에 맞춘 시간대에 먹도록 하자.

다음으로 피로 증상에 따른 성분(식품)도 간단히 언급하겠다.

먼저, 중노동이나 격렬한 운동을 해서 평소보다 근육을 많이 사용했을 때는 근육을 복구할 필요가 있으므로 이미다졸 디펩티드와 양질의 단백질을 조합한 식단이 좋다.

닭이나 참치, 가다랑어는 이미다졸 디펩티드를 함유한 양질의 단백질이 풍부하게 들어 있으므로 그것들을 주반찬으로 하자.

뇌가 지쳤을 때는 탄수화물(당질)과 이미다졸 디펩티드를 조합하면 좋다. 손쉽게 조리할 수 있다는 점에서 닭고기 계란덮밥과 참치회덮밥을 권한다.

눈이 피로할 때는 앞서 소개한 안토시아닌과 DHA, 이미다졸 디펩티드를 조합하면 좋다.

붉은 차조기, 적양배추, 토마토 등이 들어간 샐러드는 안토시아닌의 보고다. 여기에 DHA가 풍부한 참치, 방어, 고등어, 방어 새끼, 참돔 등을 해산물 덮밥을 먹으면 최상의 식단이라 할 수 있다.

피부가 거칠어졌을 때는 비타민C와 이미다졸 디펩티드를 조합하면 된다. 닭이나 참치, 가다랑어 등을 주반찬으로 하고 여기에 비타민C를 듬뿍 함유한 채소나 과일을 함께 먹자.

이렇게 보면 구운 고기나 장어를 먹는 것보다 훨씬 싸게 먹히지 않을까?

이때 특정 식품만 섭취하지 않도록 주의하자. 몇 번이나 말했지만 피로회복의 기본은 영양을 골고루 섭취하는 것이다.

그리고 천천히 꼭꼭 씹어 먹는 것도 잊지 말자. 잘 씹어 먹는 습관은 과식을 방지하고 비만을 예방하는 효과가 있다.

09

건강보조식품은 이렇게 섭취하자!

. . .

피로를 풀거나 쉽게 피로해지지 않는 몸을 만들려면 기본적으로 균형 잡힌 식사를 해야 한다. 그러나 식사를 통해 항(抗)피로 성분을 충분히 섭취할 수 없을 때는 건강보조식품을 이용하는 것도 한 방법이다.

그런데 건강보조식품을 무턱대고 복용하는 것은 금물이다.

피로 예방에 잘 듣는 것과 피로회복에 잘 듣는 것이 있으므로 각각 아침저녁으로 나누어 식후에 섭취하면 항(抗)피로 성분 효과를 강화할 수 있다.

아침에 권하는 건강보조식품은 다음 네 가지다.

◎ 이미다졸 디펩티드

◎ 비타민B1

◎ 환원형코엔자임Q10

◎ 구연산

이 건강보조식품은 에너지원으로 신속하게 전환되어 쉽게 지치지 않게 하고 활동량을 높이는 작용을 기대할 수 있다.

밤에 권하는 건강보조식품은 다음 세 가지다.

◎ 판토텐산

◎ L-카로틴

◎ 아스타크산틴

이것은 야간(수면 중)에 세포와 근육을 회복시킨다. 이 세 종류는 섭취한 뒤 제대로 기능하기까지 다소 시간이 걸리므로 자기 전에 복용하는 것이 좋다.

그러면 아침에 그 성분이 효과를 발휘한다.

덧붙여 비타민C는 하루에 여러 번 섭취하면 좋은 성분이다. 수용성인 비타민C는 체내에서 농도를 유지하기 어렵기 때문에 세끼 식사 때마다 보충하는 것이 바람직하다.

10

피로에 효과적인 약선 요리를 먹자

. . .

혹시 '약선(藥膳)'이라는 용어를 아는가?

약선은 중국 전통의학이나 한의학 이론을 토대로 개인의 체질과 증상, 계절에 맞는 음식을 만드는 맞춤형 식사를 말한다.

중국에는 '약식동원(藥食同源, 의식동원이라고도 한다)'이라는 말이 있는데, 옛날 사람은 음식과 약은 그 원천이 같다고 생각했다.

오랜 세월에 걸쳐 다양한 연구가 실시되었고 '어

떤 음식이 몸에 어떤 영향을 미치는가', '어떤 음식이 어떤 질환에 효과적인가'라는 점을 분류·체계화하는 과정에서 생긴 것이 약선이다.

약선 요리에서는 식품을 '통째로' 먹는 것이 얼마나 중요한지 강조한다.

사과를 예로 들어보자. 일반적으로 사과를 먹을 때는 껍질을 깎아서 심과 씨앗을 제거하고 먹는다. 무는 어떨까? 무도 보통 하얀 뿌리 부분만 껍질을 벗기고 먹는다.

그런데 약선 요리는 사용하는 부위와 버리는 부위를 따로 구분하지 않는다. 줄기, 잎, 뿌리, 껍질, 기본적으로 모든 부위를 전부 요리에 사용한다.

평소 인간이 먹는 동식물 식자재는 원래 하나의 생명체로 존재한 것이므로 그 생명체가 살아가는 데 필요한 영양소가 모든 부위에 들어있다고 생각하기 때문이다.

그 영향으로 약선 요리는 식사량을 제한하거나 칼로리를 별로 신경 쓰지 않는다. 신진대사를 촉진해서

혈액 흐름을 개선하고 수분 대사를 개선하는 것이
더 중요하다고 본다.

또 약선은 그 지역과 땅에서 채취한 제철 음식을
먹으라고 권한다. 근래 화제가 된 지산지소(地産地
消, 그 지역에서 난 산물을 그 지역에서 소비한다는
뜻) 운동의 옛 버전이라 해도 좋을 것이다.

현대인은 계절과 상관없이 다양한 식자재를 쉽게
구할 수 있다. 하지만 지금이야말로 피로회복을 위
해 그 지역에서 나는 제철 재료를 적극적으로 사용
해보자.

11

한의학에서 추천하는 계절별 파워풀 재료

. . .

계절의 변화는 몸에 큰 영향을 미친다.

약선 요리는 '여름에는 체내에 열이 쌓이기 쉬우므로 열을 내리는 음식을 섭취한다', '겨울에는 에너지가 부족할 수 있으므로 몸을 따뜻하게 하는 음식을 섭취한다'는 것을 원칙으로 한다. 깊이 생각하지 않아도 되는 당연한 말이다.

추운 겨울에 아이스크림을 실컷 먹거나 아이스커피나 맥주를 꿀꺽꿀꺽 마시면 배탈이 나거나 냉증이 악화되는 일이 종종 있다.

여기서는 약선이라는 관점에서, 계절에 맞고 피로 회복에 효과적인 식재료를 몇 가지 소개하겠다.

• 봄에는 이 점에 신경 써라!

식물이 싹을 틔우는 봄은 기분이 고양되고 활동적이 되지만, 혈액과 체액(림프액 등 혈액 외의 체내에 있는 수분을 말한다)이 감소하기 쉽다.

그러므로 혈액을 보충해 주는 육류(쇠고기, 닭고기, 간), 달걀, 검은깨, 시금치, 양배추 등을 많이 섭취하자.

체액을 보충해 주는 식재료로는 조개류(바지락, 모시조개), 해삼, 해파리, 게, 두유, 백합뿌리, 참마가 좋다.

또 중국 전통의학에서 말하는 '간'(서양의학에서 말하는 간의 활동뿐 아니라 자율신경계와 신진대사 기능을 담당한다)이 약한 경우가 많으므로, 간의 활동을 정상화해 주는 식재료인 국화꽃, 미나리, 전복, 박하, 파드득나물 등도 많이 섭취하자. 위장의 소화 흡수 기능이 저하될 수 있으니 자극적인 음식은 되도록 피하는 것이 좋다.

• 봄에 권하는 요리

◎ **구기자 열매를 곁들인 당근 샐러드**

당근을 듬뿍 채 썰고 구기자 열매를 곁들인다. 당근은 눈을 촉촉하게 해서 안구 건조증을 예방하므로 건조한 눈에 효과적이다. 눈이 피로할 때 추천한다.

◎ **바지락 찜**

소송채와 함께 바지락을 데치고, 햄과 섞는다. 소금이나 콘소메 맛 등 취향에 따라 간을 하자. 바지락은 봄에 적합한 식재료로 눈병 예방에도 효과가 있다고 한다. 소송채도 눈의 피로회복에 효과적이다.

◎ 닭간과 부추 볶음

눈의 피로, 시력 회복에 효과적이며 간은 빈혈을 개선한다.

◎ 목이버섯과 셀러리 볶음

목이버섯과 셀러리는 둘 다 눈의 피로에 효과적이다. 기호에 따라 고등어통조림을 넣고 볶으면 더욱 효과가 강화된다.

◎ 목이버섯과 국화꽃 스프

국화꽃도 눈의 피로나 두통에 잘 듣는다. 목이버섯과 국화꽃을 두충차(두충나무 껍질로 만든 차)에 넣고 끓인 다음 소금을 약간 넣어 2시간 정도 끓인다. 염분이 신경 쓰이는 사람은 소금 대신 흑설탕을 넣어도 된다.

• 초여름(장마)에는 이 점에 신경 써라!

장마철은 몸 상태가 쉽게 나빠지는 유별난 계절이라

할 수 있다.

이 시기에는 습기를 많이 머금은 외기와 불량한 에너지를 우리 몸의 표면에 남겨두어 체내에 들어가지 못하게 하는 것이 중요하다.

그러기 위해 충분히 땀을 흘리게 하고 체표면에서 나쁜 기운을 쫓는 것을 목표로 하자.

몸의 기를 잘 순환하게 하고 습기를 제거하려면 차조기잎, 재스민, 회향풀, 산초, 귤껍질(진피), 향채(고수) 등이 좋다. 이것들은 위장 기능도 조절한다.

차조기잎, 생강, 계피(시나몬), 대파, 향채에는 발한 작용도 있으므로 함께 섭취하면 좋다.

또 장마철에는 위장이 약해지므로 차가운 음식이나 날 것을 삼가자. 대신 소화 흡수력을 강화하고 위장 기능을 조절해 주는 농어, 잉어, 단호박, 고구마, 팥, 누에콩, 옥수수, 보리 등을 충분히 섭취하자.

• 초여름(장마)에 권하는 요리

◎ 꽁치 매실 조림

매실은 피로회복에 대단히 효과적이다. 꽁치에 매실, 계피, 매실초를 첨가하고 간장 등으로 적당히 양념을 해서 조리면 아주 맛있는 요리가 완성된다.

◎ 돼지고기 무 조림

살짝 구운 돼지고기(사각)와 무에 흑초, 술 등을 넣고 조리면 완성이다. 중간중간 이물질을 제거해주자. 피로회복 성분이 풍부하다.

◎ 농어 누에콩 미역찜

농어와 미역에는 장마철의 체내 수분 대사에 이상이 발생하지 않도록 잡아주고 수분량을 조절해 주는 작용이 있다. 내열 용기에 슬라이스한 농어를 넣고 그 위에 미역, 생강, 누에콩 등 피로회복에 도움이 되는 식자재를 얹은 다음, 물을 넣은 프라이팬에 적당히 익을 때까지 찐다.

• 여름에는 이 점에 신경 써라!

기온이 상승해 뜨거워진 몸을 식히려면 몸속의 열을
제거하는 수박, 토마토, 동과(호박의 일종), 오이, 주
키니, 여주, 풋콩, 팥, 녹차 등의 식자재가 좋다.

당연히 발한량이 증가하므로 배, 참마, 매실, 레몬,
오이 같은 수분과 미네랄을 동시에 보충할 수 있는
식품을 섭취하자. 또 땀을 많이 흘리면 '기'가 쇠약해
지니 전갱이, 정어리, 가다랑어, 닭고기, 단호박, 누에
콩처럼 기를 보완하는 재료를 선택하자.

한편 에어컨으로 몸이 지나치게 차가워지고 발한
량이 적어져 자율신경에 악영향을 미치는 경우도 많
다. 그럴 때는 발한 작용을 촉진하는 산초나 고추 같
은 식자재를 추가하자.

또 여름 더위는 마음에도 영향을 준다. 쉽게 짜증
을 내지 않도록 대추, 달걀, 메추리알, 연꽃열매, 백합
뿌리, 보리, 우유 등 마음을 안정시키는 식품을 섭취
하자.

◎ 돼지고기 동과(冬瓜) 조림

여름 더위를 견디는 데 가장 적합한 요리다. 동과에는 몸의 과다한 열을 내리고 수분 대사의 균형을 개선하는 효과가 있다. 소화를 돕기 위해 생강을 추가해도 좋다.

◎ 블루베리 스무디

블루베리에는 눈의 피로에 효과적인 안토시아닌이 풍부하다. 더운 여름에 식욕이 떨어졌을 때는 블루베리와 키위로 스무디를 만들어보자. 기호에 따라 견과류를 뿌려도 좋다.

◎ 여름 채소 약선 카레

오이(또는 주키니), 브로콜리, 오크라, 옥수수 등을 미리 데쳐놓고 카레에 곁들인다. 이때 레토르트 카레도 괜찮다. 밥은 오곡밥을 지어보자. 기호에 따라 채소에 소금, 후추를 뿌려 간을 하고 살짝 구워도 좋다.

◎ **시치킨(다랑어를 샐러드유에 담근 통조림) 냉채**

시치킨(가다랑어 통조림), 생강, 깨, 된장을 그릇에 넣고 시치킨을 흐트러뜨리면서 섞는다. 거기에 얼음을 넣어 차게 한 물을 끼얹고 작게 썬 두부를 넣는다.

• 가을에는 이 점에 신경 써라!

여름 동안 소모한 수분과 가을의 건조한 기후로 소실되는 수분을 보충하고 피를 보충하는 식자재로 견과류, 땅콩, 잣, 은행, 연근, 백합 뿌리, 쇠귀나물, 참마, 흰목이버섯, 닭고기, 돼지고기 등이 있다.

또 몸의 수분을 보충하는 데 끝나지 않고, 수분을 생성하는 레몬, 포도, 살구, 배, 감, 매실, 쇠귀나물, 참마, 흰복이버섯과 같은 식품도 적극적으로 섭취하자.

생강, 차조기잎, 계피, 대파, 향채와 같은 기와 피의 흐름을 개선하고 신진대사를 활발하게 하는 식품도 챙겨 먹자. 여름 더위에 지친 증상이 지속되는 사람에게는 기를 보완해 주는 가다랑어나 꽁치를 권한다.

◎ 나무 열매를 듬뿍 넣은 약선풍 솥밥

땅콩 등의 견과류, 잣, 은행, 마늘, 대파, 생강, 표고 버섯, 연근, 닭고기를 넣어서 지은 밥을 추천한다.

대파와 생강으로 기와 혈의 흐름을 원활하게 하는 효과도 기대할 수 있다. 간장이나 굴 소스로 간을 한다.

◎ 행인두부(杏仁豆腐, 안닌도후)

행인(杏仁)은 살구 씨를 말한다. 폐에 작용해 기침 이나 가래를 제거한다. 또 변비 해소 효과도 있으므 로 감기에 걸리기 쉬운 가을에 최고의 디저트다. 시 판 행인가루를 이용하면 집에서도 손쉽게 만들 수 있다.

◎ 연근 생강 감주

연근과 생강을 각각 갈아서 그 즙과 술지게미, 물 에 기호에 따라 설탕이나 시럽을 추가하고 표면이 매끄러워질 때까지 냄비에서 졸인다. 건조해지기 쉬운 계절에 발생하는 호흡기 장애를 개선해준다.

◎ **약선풍 차완무시**

피부 미용에 좋으며 피부를 윤기 있게 해주는 흰 목이버섯, 닭고기, 달걀을 이용해 차완무시(한국의 달걀찜과 비슷한 일본 음식)를 만들어보자. 기호에 따라 은행이나 백합 뿌리 등 보혈 효과가 있는 식품을 추가한다.

• 겨울에는 이 점에 신경 써라!

기온이 오르는 더운 여름을 '양기'의 시기라고 한다면, 겨울에는 기온이 내려가고 추워서 건조한 '음기'의 시기다.

한의학에서 추위를 한사(寒邪)라고 표현할 정도로 겨울에는 손발의 냉증이나 관절통증, 설사 등의 증상이 잘 나타난다. 한의학에서는 모든 것을 '5종류의 단위'로 해석하는데(오행), 계절의 변화에 따라 어떤 장기의 활동성이 높아지는지도 분류했다. (오장) 겨울의 오장은 신장이다. 신장은 현대 의학의 신장처럼 비뇨기계의 문제나 체내 수분량 조절을 관장할 뿐 아니라 몸을 따뜻하게 하는 원천이자 성장과 발육을 촉진하고 머리카락, 청력, 뼈, 치아 등에 깊이 관련된 장기다.

그러므로 몸이 차가워져서 신장 활동이 약해되면 비뇨기계 문제가 발생해 허리에 힘이 잘 들어가지 않거나 청력이 떨어지거나 흰머리가 늘어나는 등 '노화'가 앞당겨진다. 건조해진 피부 트러블이나 동상에도 주의해야 한다.

또 감기 예방에는 대파, 계피 등 맵고 몸을 따뜻하게 해주는 식품이 좋다.

• 겨울에 권하는 요리

◎ 굴 쇠고기 표고버섯 굴 소스 볶음

굴에는 마음을 안정시키고 불안감, 초조함, 불면증

과 만성 피로를 개선하는 효과가 있다. 굴 껍데기를 약명으로 '모려(牡蠣)'라고 하며 한약재로도 쓰인다.

쇠고기는 몸을 따뜻하게 하고 소화를 도우며 표고버섯은 기를 보하고 자양강장 작용을 한다.

◎ **일본풍 삼계탕**

공사다망하여 피곤해서 시간을 들여 요리하기는 귀찮고 그렇다고 밖에서 외식할 시간도 없을 때는 간단히 만들 수 있는 삼계탕풍 스프를 권한다.

닭고기(닭 날개), 생강, 대추, 잣, 마늘, 밤, 구기자, 대파, 찹쌀, 소금을 준비한다. 생강, 대추, 마늘은 미리 잘라둔다. 냄비에 물을 넣고 미리 잘라놓은 채소와 닭 날개, 대추, 잣, 구기자, 단밤을 넣고 끓인다. 끓어오르면 약불로 60~90분 정도 삶는다. 잘 익으면 찹쌀을 넣고 30분 정도 더 끓인다. 마지막으로 기호에 따라 소금으로 간을 하면 완성이다.

소금을 너무 많이 넣는 것은 바람직하지 않지만 한의학에서 볼 때 겨울은 염분이 필요한 계절이다. 특히 미네랄이 많이 들어간 천일염은 몸을 따뜻하게 하므로 극단적인 염분 제한은 하지 않는 편이 낫다. 또 겨울은 신장이 약해지기 쉬운데 이렇게 따뜻한 성질의 식품은 신장의 부담을 덜어준다.

◎ **시나몬이 들어간 홍차**

시나몬스틱(또는 시나몬 파우더), 생강, 홍차, 흑설탕, 두유, 물을 준비한다. 냄비에 물, 반으로 부러뜨린 시나몬, 생강(편 썬 것을 듬뿍), 홍차를 넣고 끓인다. 팔팔 끓으면 두유와 흑설탕을 넣고 약불에서 2~3분 끓인다. 불을 끄고 마시기 적당한 온도로 식히면 완성이다.

홍차와 흑설탕(백설탕보다는 정제하지 않은 흑설탕이 몸을 따뜻하게 하는 작용이 뛰어나다)을 넣어서 추위로 차갑게 식은 몸을 따뜻하게 하자.

12

맛있는 식사도 피로회복의 지름길

. . .

마지막으로 식생활에 전반적으로 주의할 점을 살펴
보자.

TV 건강 프로를 비롯해 주간지나 인터넷에는 다
양한 건강식품이 소개된다.

'○○을 마시면 피로가 풀린다', '기운이 난다', '면
역력이 향상된다', '○○ 수치가 개선된다' 같은 문구
가 넘쳐난다.

이 모든 문구가 틀렸다고 하진 않겠지만, 그 내용

을 적당히 걸러 듣도록 하자.

자신에게 잘 맞을 것 같다면 한번쯤 시험해 봐도 좋지만, 한 식품만 오랫동안 섭취하는 것은 바람직하지 않다.

한의학은 '입에 들어가는 것은 (약이나 건강보조식품도 포함) 어떤 식자재 건 독(毒,해〈害〉)이 될 수 있다'고 생각한다.

오해하지 않도록 덧붙이자면 '어떤 식자재를 섭취하면 몸에 이런 폐해를 낳는다'는 의미는 아니다. 문제는 섭취량이다. 단일 식품만 과도하게 계속 섭취하는 건 위험하다고 경고하는 것이다.

예를 들어 신장병 환자는 병이 진행되면 식이요법의 일환으로 단백질 섭취량을 엄격히 제한해야 한다.

그러나 단백질을 제한할 때, 절대로 먹으면 안 되는 음식이 있는 것은 아니다. 양을 줄일 수 있다면 기본적으로는 뭐든지 괜찮다. 조금씩 되도록 다양한 종류의 식재료를 섭취하는 것이 중요하다.

피로를 푸는 것에도 위와 같은 말을 적용할 수 있다.

이 장에서는 피로회복에 효과가 있는 식품을 두루 살펴봤는데, 기본적으로 하루 한끼는 좋아하는 음식을 먹어도 괜찮다. (나머지 두 끼는 주식을 되도록 적게 먹고 반찬이나 채소 중심의 메뉴로 짜자)

이때 중요한 것은 자신의 몸 상태를 잘 파악하고 몸과 의논해 가면서 피로에 잘 듣는 식품을 풍부하게 이용해, 맛있게 먹을 수 있도록 연구하는 것이다.

맛있게 먹는 방법을 연구하다보면 식사하는 시간이 즐거워질 뿐 아니라 어느새 몸이 가벼워져 있을 것이다.

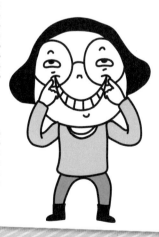

제3장

피로를 푸는 '쾌적'한 습관

01

때로는 행동 패턴을 바꿔보자

. . .

인간은 같은 일을 계속하면 뇌의 특정 부위를 혹사
해서 이윽고 '싫증'이 난다.

그런데 의외로 '싫증'이 지금 피곤하다고 뇌가 보
내는 '신호'라는 것을 아는 사람이 별로 없다. 이 신
호를 무시하면 피로감이 점점 더 강해진다.

그럴 때는 행동 패턴을 바꿔보자.

예를 들어 장시간 PC 모니터를 보면서 서류 작성
을 하는 사람은 일단 작업을 멈추고 눈을 감거나 창

밖의 경치를 보는 등 다른 일을 하는 것이다.

화장실에 가면 거울을 보고 표정을 확인하자. 이때 미소를 지으면 일석이조의 효과가 있다. 그렇다. 그것만 해도 혹사당한 뇌의 특정 부위를 쉬게 할 수 있으므로 피로도가 꽤 줄어든다.

매일 하는 행동 습관을 바꿔 보는 것도 효과적이다.

먼저, 하루의 행동 패턴을 되돌아보자.

매일 아침, 6시에 일어나 커피를 마시고 크루아상을 먹는다.

7시 반에 집을 나와 매일 똑같은 통근 지하철을 탄다.

점심은 대체로 매일 가는 백반집이나 편의점 도시락을 사먹는다.

퇴근 후에는 항상 가는 슈퍼마켓에 들러 반찬거리를 사고 집에 오면 TV를 보면서 저녁 식사를 한다.

이렇게 다람쥐 쳇바퀴 굴러가듯이 똑같은 일상을 반복하면서 '싫증'을 느낀 적은 없는가?

그렇다면 가끔은 하루의 행동 패턴 중 '비(非)일상적인 체험'을 집어넣으면 어떨까?

평소와 다른 길을 가거나 평소와 다른 지하철을 이용해 출퇴근해보자.

원래 내려야 하는 역의 한 정거장 전에 내려서 목적지까지 걸어가 보자.

점심시간에는 평소에 가지 않는 가게에서 점심을 먹어보자.

퇴근 후 영화를 보고 집에 가자.

요가나 재즈댄스를 시작해보자.

집에서는 거의 듣지 않는 오페라 등의 음악을 들어보자.

휴일에는 번잡한 도시를 나와 한적한 시골로 발걸음을 옮겨보자.

이것들을 '기분 전환'이라고 일축하면 그뿐이지만 그런 행동에는 설렘과 흥분, 새로운 발견, 감동이 따라온다. 미소를 짓게 되고 자연과 접할 수도 있다. 무엇보다 기분 전환이 된다.

다시 말해 행동 패턴을 바꾸는 것은 정해진 사이클로 말미암아 생기는 '싫증'에 제동을 걸어 뇌의 피로를 해소하는 데, 결정적인 역할을 한다.

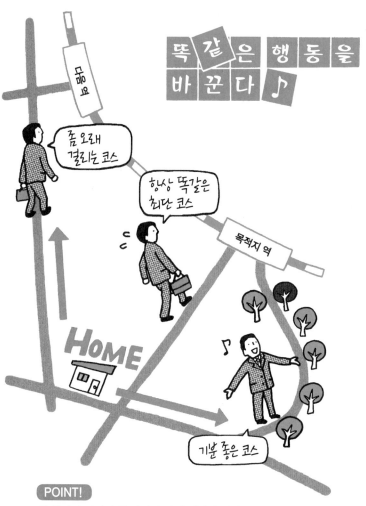

POINT!

좀 돌아서 가거나 한 정거장 전에 내려서 걸어가는 등
가끔은 평소와 다른 코스로 가보자

02

액티브 레스트를 권한다

. . .

"너무 피곤해서 죽을 것 같아."

이럴 때 당신은 어떻게 하는가? 휴일에는 하루 종일 이불 속에서 뒹굴뒹굴하지는 않는가?

그런 사람을 위해 영국의 다국적기업인 버진그룹(Virgin Group)의 창시자 리처드 브랜슨의 일화를 소개하겠다.

리처드 브랜슨이 그룹의 전신인 버진 레코드를 설

립했을 무렵, 그는 아침 일찍부터 밤늦게까지 일에 파묻히는 나날을 보냈다. 그런데 오랜만에 휴가를 낸 어느 날, 그는 아침 일찍부터 조깅을 했다.

그 모습을 본 친구가 "매일 바쁘게 일해서 피곤할 텐데 그렇게 달려도 되겠어?"라고 묻자 그는 이렇게 대답했다고 한다.

"천만에, 피곤하니까 달리는 거야."

이 이야기에서 우리는 피로를 푸는 방법에 관한 힌트를 얻을 수 있다.

그것은 심신이 피곤할 때도 어느 정도 활동(운동)을 하는 것이 피로회복에 더 효과적이라는 점이다.

이것은 요즘 프로 스포츠 선수들이 하고 있는 '액티브 레스트(Active rest)'와 연관이 있다.

액티브 레스트란 말 그대로 '적극적인 휴식'을 뜻하며 심신이 피로한 상태일 때 일부러 몸을 움직이며 쉬는 것을 말한다.

가벼운 운동을 하면 혈관을 둘러싼 근육이 수축해 혈관이 꼭꼭 조인다. 그 움직임이 펌프 역할을 해서 피로한 근육 주위에서 젖산이 섞인 혈액이 흘러가고 그 대신 신선한 혈액이 흘러들어온다. 그러면 혈액 흐름이 개선되어 피로가 회복된다.

반면 피곤하다는 이유로 하루 종일 잠만 자는 것은 오히려 역효과를 낸다.

잠을 지나치게 많이 자면 체내 시계의 리듬이 무너져 항산화 작용을 하는 멜라토닌이라는 호르몬이 원활하게 분비되지 못한다. 그러면 세포를 손상시키는 활성 산소를 제거하는 작용도 약화된다.

피곤할 때야말로 조금이라도 좋으니 몸을 움직여 땀을 흘리자. 이번 기회에 '액티브 레스트'를 일상생활에 집어넣어 보자. 퇴근길 지하철에서 한 정거장 전에 내려 걸어가는 것도 좋다. 점심시간에 가볍게 산책을 하는 것도 좋다.

주말이나 시간이 있을 때, '기분 좋은' 정도의 조깅이나 걷기, 천천히 달리기 등을 10~15분 정도만 해보자.

이때 과격한 운동은 금물이다. 그러면 근육이 피로해져 더욱 지쳐버릴 수 있으므로 자신의 컨디션을 생각해가며 운동하자.

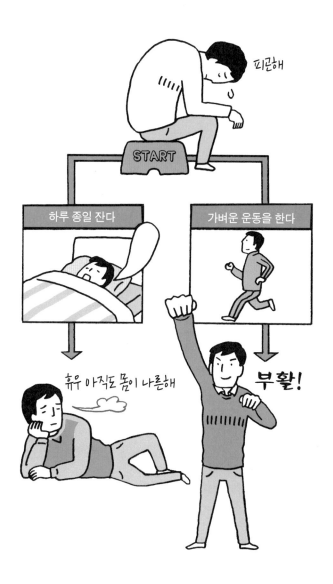

03

하품이나 한숨도 피로를
해소하는 숨겨진 비결

. . .

한낮, 책상 앞에 앉았더니 하품이 나왔다.

회의가 길어져서인지 잠이 쏟아져 몇 번이고 하품을 참아야 했다.

일이 좀처럼 진행되지 않아서 한숨이 나왔다.

누구나 이런 경험이 있을 것이다.

근무 시간에 대놓고 하품을 할 수는 없지만 피로 회복이라는 관점에서 보면 이것은 어떤 의미로 합리적인 행위라고 할 수 있다.

인간은 몸이나 머리를 써서 어떤 일에 집중하거나 긴장할 때 교감신경이 우위에 선다.

그런데 하품을 하면 순간적으로 부교감신경이 활성화된다는 사실이 과학적으로 입증되었다.

즉, 하품은 피로를 경감하는 가장 손쉬운 방법이자 스트레스와 맞서 싸워 이기고 자신의 능력을 충분히 발휘하는 데 효과적이다.

마찬가지로, 한숨에도 마음속에 끓어오르는 부정적인 감정을 배출하는 효과가 있다. 자율신경에도 좋은 영향을 미친다.

원래 한숨을 쉬고 싶어지는 것은 그 나름의 이유나 스트레스가 있기 때문이다. 그렇다면 꾹꾹 참지 말고 '휴우…'하고 숨을 뱉어서 기분을 전환하는 것도 나쁘지 않다.

하품과 한숨은 때와 장소를 가려가며 해야 하겠지만 잘만 활용하면 스트레스와 피로 해소에 톡톡히 한몫할 것이다.

04

좀처럼 피로해지지 않는
사무실을 만드는 3가지 요소

· · ·

회사에서 근무하는 사람은 하루 대부분을 사무실, 즉 직장에서 보내야 한다.

약간이나마 피로를 덜 느끼도록 사무실 환경을 개선하면 어떨까? 나는 피로를 통제할 수 있는 사무실을 만들기 위해 3가지 요소를 집어넣으라고 권한다.

①사무실에 '초록'을 둔다.

②소통(잡담)을 활발히 한다.

③소리(음악)을 집어넣는다.

그러면 이 3요소의 효과와 활용 방법에 관해 순서대로 설명하겠다.

• ①사무실에 '초록'을 둔다

사무실에 '초록'을 둔다. 여기서 말하는 초록이란 바로 식물을 뜻한다. 삼림욕에는 힐링 효과가 있다고 하는데, 그 작용을 약간이나마 사무실에 끌어들이는 것이다.

그런데 왜 식물은 피로에 효과적일까? 그것은 '식물의 향기'에 피로 억제 효과가 있기 때문이다.

식물의 향기에는 '트랜스-2-헥세날(trans-2-hexenal)'과 '3-헥센-1-올(3-hexen-1-ol)'이라는 성분이 많이 함유되어 있다. 이 성분은 식물과 곤충 사이의 정보 전달에 이용되고 강력한 항(抗)세균성, 항(抗)바이러스 작용을 한다.

또 사람에게는 항(抗)피로 효과가 있다고 한다.

이에 관한 흥미로운 사례가 있다. 어느 대학 연구팀이 건강한 20대 남성 6명을 두 그룹으로 나누고 4시간 내내 심리적 부하(스트레스)가 걸리는 작업을 하게 했다.

컴퓨터 화면에 나타난 25개의 숫자를 1부터 순서대로 터치하는 ATMT법(Advanced Trail Making Test. 오사카대학 의학박사 가지모토 오사미가 개발한 뇌의 피로 측정 프로그램)을 일부 수정하여, 20~69까지의 50개의 숫자를 사용해 오전 중 4시간 동안 계속 반복 실시하게 한 것이다.

연구팀은 먼저 식물의 향기(트랜스-2-헥세날과 3-헥센-1-올)가 나는 비즈를 그물망 봉지에 넣고, 그 봉지를 넣은 마스크를 앞 그룹에 배포했다. 그리고 뒤 그룹에는 평범한 물이 든 비즈가 든 마스크를 배포했다. 그들은 그 마스크를 끼고 향기를 맡으며 작업을 했다.

그러자 뒤 그룹은 점점 지쳐갔지만 식물의 향기를 맡은 앞 그룹은 작업 능률이 떨어지지 않았다. 이것은 식물의 향기에는 피로 억제 효과가 있다는 점을 시사한다.

그러므로 피로가 좀처럼 풀리지 않는 사람은 자신의 책상에 작은 관엽 식물을 놓고 일하는 틈틈이 잎을 문질러서 향기를 맡아보면 어떨까?

참고로 식물은 눈의 피로에도 효과적이므로 PC 작업으로 지친 눈을 쉬게 할 수 있다. 또 마음을 안정시키고 긴장을 풀어주므로 짜증이 날 때도 식물의 향기를 맡으면 좋다.

• ②소통(잡담)을 활발히 한다

'우물가 회의'라는 말이 있다.

우물가에서 주부들이 물을 긷거나 빨래를 하면서 소문이나 세상 돌아가는 이야기를 하는 데서 생긴 말로, 지금은 끝없이 이어지는 대화를 한다는 뜻으로도 쓰인다.

우물가 회의는 대개 별 소용없는 이야기가 대부분

이다. 하지만 믿을 수 있는 동료나 마음이 편한 상대
와 이야기를 하면 속에 쌓였던 불쾌한 일을 배출할
수도 있다.

또 즐겁게 이야기를 하면 '엔돌핀'과 '베타엔돌핀'
이라는 행복감을 끌어내는 뇌내 물질도 분비된다. 그
러므로 직장 동료와 소통하기 위한 일환으로 잡담
시간을 마련하는 것도 좋다. 불평이나 하소연을 해도
상관은 없지만 기왕 잡담을 한다면 기뻤거나 즐거웠
던 일을 말하는 것이 뇌를 자극한다.

하지만 신경을 써야 하는 사람과 대화하는 것은
효과가 없다. 함께 있으면 즐거운 사람과의 대화를
즐기자.

• ③소리(음악)를 집어넣는다

이런 이야기가 있다. 모가구제작회사 사장이 공장 생
산성이 떨어져 고민하고 있었다.

"오전 중에는 좋은 편인데 오후가 되면 생산성이

떨어지는군. 무슨 수가 없을까?"

사장이 그 이야기를 경영 컨설턴트에게 털어놨더니 다음과 같은 조언을 받았다.

"음량이 작아도 되니까 공장에 모차르트 음악을 틀어놓으십시오."

그러자 음악을 틀어놓은 지 한 달도 안 되어 생산성이 향상했다고 한다.

이와 비슷한 이야기가 또 있다.

예전에 미국의학협회 학술지에 게재된 논문에도, 좋아하는 음악을 들으며 수술을 한 외과의사가 그렇지 않은 의사보다 정확하게 수술을 수행한다는 결과가 보고되었다.

일하는 데 쓰이는 뇌 부분과 음악을 듣는 데 쓰이는 부분이 별개이고 어떤 일을 할 때 뇌의 다른 부분을 살짝 동시에 사용하는 편이 피로회복에 효과적이고 뇌를 활성화하기 때문이다. 즉 음악을 들으면 마음이 편안해질 뿐 아니라 의욕이 솟는다는 말이다.

그런데 업무 중에 음악을 틀면 무조건 좋은 것은

아니다. 2010년 학술지에서 발표된 한 연구에 따르면, 새로운 정보를 흡수하거나 외울 때는 음악이 없는 환경이 좋다고 한다.

그 연구자는 30~68세 사이의 피험자들을 대상으로 몇 종류의 소리를 듣게 하고, 그 순서를 기억하게 하는 실험을 했다. 그러자 음악을 들으면서 외울 때보다 조용한 환경에서 외울 때 몇 배나 잘 외우는 결과가 나왔다.

이에 관해 연구자는 '음악을 듣는 것은 일을 시작하기 전에 기분을 고양하는 효과가 있지만 기억력이 필요한 과제를 수행할 때는 방해가 된다'는 견해를 나타냈다. 또 이 실험으로 음악이 어떤 상황에서 생산성을 높이는 효과를 발휘하는지도 명확해졌다.

앞서 나왔던 외과의사의 수술처럼 어떤 기능에 숙달한 전문가가 과거에 여러 번 해왔던 과제를 할 때, 긴장을 풀고 집중할 수 있는 상태를 만드는 데는 음악이 효과적이다.

그러므로 피로 완화와 작업 효율성을 생각해서 익숙한 일을 할 때는 직장에 클래식 등 차분한 리듬이

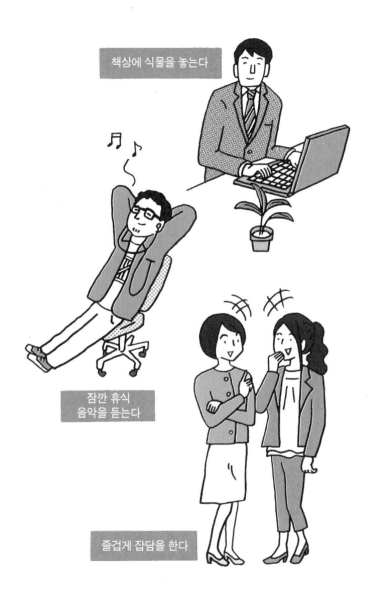

책상에 식물을 놓는다

잠깐 휴식
음악을 듣는다

즐겁게 잡담을 한다

나 멜로디의 곡을 배경 음악으로 틀어놓으면 어떨까?

그것이 어렵다면 점심시간이나 휴식 시간에 좋아하는 음악을 듣는 것도 한 방법이다. 아주 짧은 시간이어도 긴장을 풀 수 있고 효율적으로 일을 처리할 수 있다.

05

일상생활에 '웃음'을 많이 집어넣는다

. . .

스트레스나 피로가 축적되면 그에 대항해 면역력을 높이기 위해 골수에서 림프구가 활발하게 생성된다. 림프구는 혈액을 통해 몸 전체를 돌아다닌다.

스트레스와 피로가 일시적인 것이라면 별로 걱정할 필요가 없지만 문제는 그 상태가 장기적으로 지속될 때다.

그 경우 림프구가 충분히 생성되지 않아 면역력이 저하된다. 그러면 감기에 잘 걸리거나 여러 질병이 쉽게 발병한다.

그렇게 되지 않으려면 일상생활에 '웃음'을 많이 집어넣으면 된다!

사람이 웃으면 림프구가 체내에서 활성화된다는 것이 의학적으로 증명되었기 때문이다. 그로써 면역력이 강화되면 스트레스가 피로가 축적되어도 감기나 다른 병에 걸릴 확률을 크게 떨어뜨릴 수 있다.

웃음의 효능은 또 있다. 독일의 한 생리학자는 "웃음은 호르몬과 비타민을 만드는 묘약"이라고 말했다. 웃으면 호르몬 분비가 왕성해져서 비타민이 쉽게 흡수되기 때문이다.

65페이지에 언급한 비타민을 섭취하면 일석이조의 효과를 기대할 수 있다.

또 다른 학자의 연구에서는 찌푸린 표정으로 식사했을 때보다 웃으면서 식사했을 때 음식 소화율이 10%나 높다는 결과가 나왔다.

그뿐만이 아니다. 웃으면 자율신경 중 부교감신경

의 스위치가 켜져 림프구 속의 암세포를 박멸하는 NK세포(바이러스에 감염된 세포나 암세포를 직접 파괴하는 면역 세포)가 활성화된다는 것도 과학적으로 입증되었다. 또 웃음은 당뇨병이나 관절 류머티즘에도 효과적이라고 한다.

그러므로 이렇게 다양한 웃음의 효능을 활용하는 것이 당연하다. 당신도 일상생활 곳곳에 '웃음'을 집어넣어 보자.

TV의 개그 프로를 보는 것도 좋다.

친한 친구와 농담을 주고받으며 신나게 웃어보자.

그리고 이게 가장 중요한데, 큰 소리로 웃으면 마음속에 있는 응어리나 부정적인 감정이 웃음과 함께 날아가 속이 시원해진다.

"뭐 좋은 일이 있다고 웃으란 말이야."

이렇게 생각할 수도 있겠지만 처음에는 억지로 웃어도 괜찮다.

웃는 표정을 지어서 뇌에 자극이 전해지는 것은 정말 즐거워서 웃을 때든 억지로 웃을 때든 동일하다. 즉 활기찬 표정을 지으면 정말로 활기차게 된다는 말이다.

이런 이야기도 있다. 어느 회사의 영업부서 실적이 굉장히 저조했다. 그때 새로운 영업부장이 왔다. 전임 영업부장은 실적이 부진한 영업부원들을 큰 소리로 몰아치기 일쑤였다. 당연히 부서의 분위기가 좋지 않았다.

그런데 신임 영업부장은 이런 일을 했다. 영업부원들에게 밝게 웃는 얼굴, 즐겁게 웃는 얼굴, 미소, 밝은 톤의 목소리, 미소 짓는 얼굴로 다른 사람과 대화하는 방법을 찬찬히 가르쳐주었다.

그러자 놀라운 변화가 일어났다. 2개월 뒤부터 영업부서의 매출이 눈에 띄게 상승한 것이다.

더욱 흥미로운 것은 부서에서 피곤한 얼굴을 한 사람이 한 명도 없어진 점이다.

"웃는 얼굴을 하는 것은 1달러도 들지 않지만 100만 달러의 가치를 낳는다."

이것은 미국의 유명한 작가 데일 카네기가 남긴

명언이다.

힘들다고 힘든 표정을 지으면 점점 더 피곤해진다. 그러니 당신도 웃는 얼굴을 만들어 기분을 전환해 보자.

그러면 직장과 가정에 밝고 활기찬 에너지가 감돌 것이다. 무엇보다 뇌의 피로가 완화되는 것을 실감할 것이다.

웃는 얼굴에는 100만 달러의 가치가 있으니 말이다.

피로감을 말끔히 씻어 내는
심리 기법

. . .

심리학에 '런천 테크닉'이라는 용어가 있다.

런천 테크닉이란 알기 쉽게 말하자면 수다를 떨면서 음식을 함께 먹으면 이야기 내용이 긍정적이 되고 그에 따라 서로 호감을 느끼게 된다는 것이다. 자신이 원하는 바나 교섭 내용을 상대가 쉽게 받아들이게 하는 일종의 상담 기법이다.

맛있는 음식을 먹으면 쾌감을 공유하게 된다. 그때 '서로 해외여행에 가는 것을 좋아한다는 걸 알았다',

'둘 다 같은 영화를 좋아하고 같은 장면에 감동했다'
는 식으로 즐겁게 대화하면 점점 더 마음이 편해지
면서 '이 사람을 적극적으로 도와주자'는 마음이 든
다. 즉, 비즈니스 채널을 확장할 수 있게 된다.

예를 들어 A씨와 B씨가 봉투에 우표를 붙이는 작
업을 한다고 하자. A씨는 여러 동료들과 함께 신나게
이야기하면서 작업을 했다. 반면 B씨는 혼자서 묵묵
히 작업을 했다.

그러면 어느 쪽이 덜 피곤할까?

그것은 A씨다.

A씨의 경우, 동료와 신나게 수다를 떨고 있으니 당
연히 긴장을 하지 않는다. 긴장을 하지 않는다는 것
은 자율신경에서 부교감신경이 활성화되어 있다는
말이다. 그러므로 피로도가 낮다.

그러니 당신도 정기적으로 허심탄회하게 이야기
할 수 있는 친구나 사이좋은 동료와 함께 식사를 하
러 가면 어떨까?

그때가 점심이라면 오후 업무에 훨씬 의욕적으로

임할 수 있을 것이다. 저녁 식사라면 '오늘은 참 즐거웠다'는 뿌듯함이 마음에 새겨져 그날 밤 잠자리에 들 때까지 유쾌한 기분으로 지낼 수 있다.

그것은 바꿔 말하면 피로가 해소되었다는 증거다.

제4장

상쾌하게, 깊게 ♪
입욕과 수면 비결

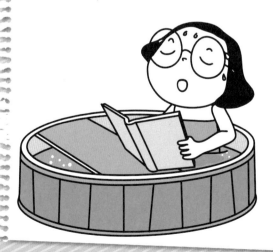

01

피로를 푸는 최상의 입욕법

. . .

피로를 회복하는 방법을 연구한 어느 조사에 따르면 가장 많이 언급된 방법이 입욕이라고 한다. 전체의 반 이상이나 되었다고 한다.

그러면 입욕은 피로회복에 정말로 효과가 있을까?

입욕에 혈액 흐름을 촉진하고 스트레스를 완화해 주는 효과가 있는 것은 확실하다. 더구나 혈액 흐름이 좋아지면 여러 가지 노폐물이 땀과 함께 체내에서 배출된다.

그런데 문제는 입욕 방식이다. 당신이 뜨거운 물에 몸을 담그는 것을 좋아한다면 주의해야 한다. 그렇게 하면 피로가 풀리기는커녕 역효과가 날 수 있다.

뜨거운 목욕물에 갑자기 들어가면 몸이 깜짝 놀라 우리가 활동할 때 작용하는 교감신경이 활성화된다. 그러면 몸이 긴장해서 릴랙스와 정반대 상태가 된다.

게다가 뜨거운 물에 몸을 담그면 몸이 스트레스를 느껴서 활성 산소가 발생한다.

활성 산소가 많이 발생하면 세포가 산화해 피로 인자인 FF(Fatigue Factor)도 증가한다. 그 결과 오히려 더 피곤해지는 것이다.

당신은 어떨까? 집으로 돌아와 목욕을 했는데도 더 피곤하고 나른해진 일은 없었는가?

피곤한 상태에서 42도 이상인 물에서 목욕을 하는 습관이 있다면 즉시 개선하도록 하자. 일단 38~40도의 미지근한 물에 잠시 몸을 담갔다가 물 온도를 1~2도 올리자.

그리고 '몸이 딱 적당히 따뜻해졌다'고 생각될 때 욕조에서 나와야 한다. 땀이 줄줄 날 때까지 욕조에 있으면 교감신경이 활성화된다는 것을 잊지 말자.

피로가 쌓여서 몸이 찌뿌둥할 때는 반신욕을 권한다. 상반신을 따뜻하게 하면 교감신경이 우위에 서지만 하반신을 따뜻하게 하면 부교감신경이 우위에 선다. 그러므로 하반신을 따뜻하게 하는 반신욕을 해야 릴랙스할 수 있고 자율신경에 부담이 가지 않아서 혈액 순환이 개선되고 노폐물 배출이 잘 된다.

그때는 약간 미지근한 물(38~40도)에서 15분 정도 반신욕을 하면 된다.

다만, 추운 겨울에는 전신욕을 하고 싶기 마련이다. 그때는 앞에서 말한 방법에 따라 목욕을 하자.

보통 때는 반신욕을, 추울 때는 미지근한 탕에서 전신욕을 한 다음 약간만 온도를 올려 몸이 따뜻해지면 땀이 나기 전에 욕조에서 나오자.

이 점만 잘 지키면 입욕 후에 기분 좋게 숙면을 취할 수 있을 것이다.

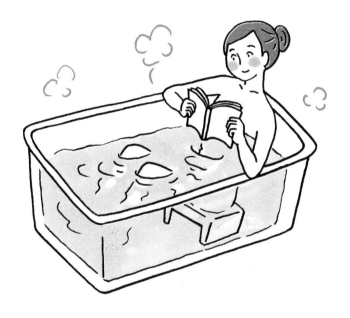

38~40도의 목욕물 [전신욕]

교감신경이 작용해 신진대사가 촉진된다.
땀을 흘리므로 노폐물도 배출된다.
43도 이상의 경우 족욕도 좋다!

38도 전후의 목욕물 [반신욕]

부교감신경이 작용해 릴랙스할 수 있어
수면의 질이 상승!
귀가 시간이 늦었을 때 추천

• 자기 직전에는 절대 목욕하지 마라!

입욕은 심신의 긴장을 풀어 주고 피로회복에 효과적이라고 생각하겠지만, 실은 입욕 시간이나 물 온도가 수면의 질에 크게 영향을 미친다.

취침 직전에 너무 뜨거운 물로 목욕하는 것은 오히려 수면의 질을 떨어뜨릴 수도 있다.

그것은 욕조에 들어가면 신체의 심부 체온이 상승하고 그에 따라 교감신경이 갑자기 활성화되는 것과 관계가 있다.

일단 활성화된 교감신경이 잦아들고 부교감신경이 활성화되려면 신체의 심부 체온이 내려가야 가능하다. 즉 목욕탕에서 나오고 한 시간은 지나야 한다.

그러므로 쾌적한 수면을 위해서는 잠자리에 들기 한두 시간 전에 미지근한 물(자신의 체온에 4도 정도 더한 온도)에서 입욕을 마치도록 하자.

02

피로를 가시게 하는 입욕제

. . .

약국이나 잡화점에 가면 다양한 종류의 입욕제가 진열되어 있다. 그중에서도 특히 추천하는 것이 탄산가스 입욕제다.

탄산가스는 뜨거운 물에 녹으면 수압에 의해 말초 혈관으로 들어간다. 그러면 혈관이 확장되어 많은 양의 혈액이 흐르면서 혈액 순환이 촉진된다. 몸을 안쪽부터 덥혀줄 뿐 아니라 어깨 결림과 냉증을 해소해 피로를 회복하는 데 무척 효과적이다.

또 탄산가스 입욕제에는 무기염류(미네랄)가 들어 있는 제품도 많다.

무기염류는 물 온도가 저하되는 것을 막는 성분이므로 입욕을 하고 쉴 때까지 좀 시간이 걸릴 때 권한다.

하지만 그 뒤 활발하게 몸을 움직이면 입욕 효과가 사라진다. 서서히 잠이 오도록 정적인 시간을 보내자.

03

편안한 잠으로 이끌어 주는 특별한 물건

. . .

자, 입욕을 마치고 기분이 상쾌해졌다. 피로도 꽤 가셨다.

그렇다면 이제 편안히 쉬면서 잠이 오기를 기다리면 된다.

그때 촛불을 바라보면 더욱 효과적이다.

난로 앞에 앉아서 하늘하늘 흔들리는 불꽃을 보고 있었더니 왠지 모르게 마음이 평온해진 적은 없는가?

아니면 바람에 흔들리는 나뭇잎 소리, 시냇물 소리, 새가 지저귀는 소리를 들으면서 마음이 차분해진 적은 없는가?

이것은 'f분의 1(1/F) 진동'이라는 효과와 관련이 있다.

f분의 1 진동은 어느 정도 규칙성이 있는 기분 좋은 자연계의 리듬을 말한다.

그 리듬을 보거나 들으면 뇌파가 알파파 상태(릴랙스 상태)로 바뀌면서 심신이 이완된다는 것이 과학적으로 입증되었다.

그러므로 욕조에서 나온 뒤, 특히 바쁜 하루를 보낸 날 밤에는 방에 초를 키고 불꽃을 응시해 보자.

그렇다고 불꽃에 집중하려고 눈을 부릅뜰 필요는 없다. 편안한 마음으로 몇 분 동안 지긋이 바라보면 된다.

점차 긴장으로 팽팽했던 마음이 풀리고 무엇인가에 쫓기는 듯한 불안, 부질없는 집착이 깨끗이 녹아내리며 기분이 좋아질 것이다.

또 에센셜 오일이 들어간 아로마 캔들도 있다. 그
것을 사용하면 릴렉스 효과가 증대한다.

불이 날까봐 꺼려지는 사람은 전자 양초를 이용하
면 된다.

8시간의 골든타임을 중시하라

. . .

우리에게는 모두 평등하게 하루 24시간이 주어진다.

그중 일에 쏟는 시간은 대개 3분의 1에서 반 정도
이다. 여기서는 편의상 8시간이라고 하자. 나머지 16
시간 중 절반은 가사와 여가 등에 쓰이고 나머지 8시
간은 수면에 충당될 것이다.

그렇다면 당신의 골든타임은 이 셋 중 어느 시간
대일까?

일에 삶의 보람을 느끼는 사람은 일을 하는 시간

일 수도 있고 취미에 푹 빠진 사람은 여가 시간이 그럴 수도 있다.

하지만 충실한 생활하기 위해 '마음과 몸에 좋은' 진정한 골든타임은 잠들어 있을 때다.

그것은 '피로회복물질 FR(Fatigue Recovery)'이라는 물질의 작용과 관련이 있다. 우리 몸은 피곤해지면 '피로인자 FF'라는 물질과 '피로회복물질 FR'을 동시에 생성한다.

피로회복물질 FR은 피로인자 FF의 작용을 억제하여 활성 산소로 인해 손상된 세포를 복구한다. 그 복구 작업은 하루 24시간 쉼 없이 행해진다.

다만 해가 있는 시간에 인간은 보통 활동하기 때문에 그만큼 활성 산소가 많이 발생한다. 그러면 세포가 쉽게 손상되고 피로인자 FF의 양도 증가한다. 결국 피로회복물질 FR의 세포 복구 작업이 그 속도를 따라가지 못한다.

그러나 밤에 잠이 들면 인간의 활동은 현저히 저하된다. 활성 산소 발생도 억제되고 그에 따라 피로인자 FF의 양도 감소한다.

그러면 이번에는 피로회복물질 FR의 작용이 활발해져 세포 복구 작업에 속도가 붙는다.

즉 수면은 활성 산소 때문에 손상되어 녹이 슨 세포를 복구하는, 즉 피로회복에 빼놓을 수 없는 시간이다.

05

수면 시간보다 중요한 것

. . .

그러면 수면 시간이 짧으면 어떻게 될까?

활성 산소 발생을 억제할 수 있는 시간, 즉 피로인자 FF의 양이 감소하는 시간도 그만큼 짧아지고 피로회복물질 FR로 세포가 복구되는 시간도 그만큼 줄어든다.

그럼에도 다음날 활동을 하면 어떻게 될까? 활성 산소와 피로인자 FF가 증가해 세포가 더욱 손상된다. 그렇게 되면 잠자리에 들어서도 피로인자 FF의 양이 여전히 더 많은 상태이므로 피로회복물질 FR의 세포 복구 작업에 속도가 붙지 않는다. 다음날에도 같은 패턴이 반복되면 어떻게 될까? 활성 산소와 피로인자 FF는 더욱 증가할 것이다.

이 악순환이 '피로가 풀리지 않는다', '하루 종일 몸이 나른하다', '머리가 맑지 않다'는 증상을 유발한다.

그렇다면 얼마나 수면해야 할까? 개인에 따라 다르지만 손상된 세포를 복구하려면 성인은 7~8시간, 어린이는 9시간은 필요하다.

그렇다고 '그럼 매일 최대한 많이 자면 되는' 것도 아니다.

수면 시간을 확보하는 것도 중요하지만 그것만으로는 충분하지 않다. 효과적으로 피로를 풀려면 '수면의 질'을 중시해야 한다.

• 질 좋은 수면·질 나쁜 수면

수면의 질(質) - 그 점을 이해하기 위해 먼저 수면에는 논렘수면과 렘수면, 두 종류가 있다는 것부터 알아두자.

이미 아는 사람도 많이 있겠지만 논렘수면을 알기 쉽게 말하자면 깊은 잠에 빠져 뇌와 몸이 모두 휴식을 취하는 상태다. 이른바 숙면을 하는 것이다.

반면 렘수면은 얕은 잠이 든 상태다. 즉 몸은 쉬고 있지만 뇌는 활발하게 움직이는 상태를 말한다.

갑자기 눈이 떠지고 화장실에 가고 싶어지거나 꿈을 꾸는 것은 뇌가 활동하는 렘수면 상태에서 일어나는 일이다.

그리고 그 논렘수면과 렘수면에는 일정한 주기가 있다. 보통은, 잠이 들면 먼저 논렘수면 상태가 되고 그 다음 렘수면 ~ 논렘수면 ~ 렘수면…을 반복하면서 서서히 렘수면 시간이 늘어난다.

중요한 것은 이때의 뇌 상황이다. 논렘수면일 때 뇌에는 신경세포 복구 활동이 이루어지고 그 뒤 렘수면일 때는 뇌의 기억이 재정비되고 불필요한 정보가 삭제된다.

그러면 좀처럼 잠을 이루지 못하거나 자는 시간이

늦어져서 숙면을 취할 수 없으면 어떻게 될까? 당연히 논렘수면 시간이 짧아진다.

뇌의 신경세포 복구가 완전히 이루어지지 않는다는 말이다. 그러니 손상된 세포는 다음날 그 상태로 넘어간다. 그래서 아침에 눈을 떠도 머리가 맑지 않고 여전히 피곤하다.

다시 말해 질 좋은 수면은 얼마나 제대로 논렘수면이 확보되었는지에 달려 있다.

그러면 제대로 논렘수면을 취하기 위해 어떤 점을 신경 쓰면 될까?

06

취침 시간과 기상 시간은
되도록 일정하게

• • •

일상생활에는 매일 정해진 시간에 정해진 일을 하는 루틴화된 일과가 많다.

"평일에는 매일 아침 7시 반에 집을 나선다."

"점심 식사는 항상 12시 15분에 정해진 곳에서 먹는다."

"매일 밤, 11시가 되면 TV 뉴스를 본다."

이런 식이다.

그러면 여러분의 수면 시간은 어떨까? 일정한 시

간에 자고 일정한 시간에 일어나는가?

숙면하려면, 즉 제대로 논렘수면을 취하려면 먼저 체내 리듬을 가다듬어야 한다. 그러려면 거의 같은 시간에 자고 같은 시간에 일어나는 것이 중요하다. 또한 늦어도 오후 11시에는 잠자리에 들고 아침에는 6~7시에 일어나는 것이 가장 바람직하다.

인간은 아침 해를 쬐면 세로토닌이라는 각성 호르몬이 분비되고 밤이 되면 멜라토닌이라는 졸음을 유발하는 호르몬이 분비되므로 그 시간을 지켜야 체내 리듬을 잘 유지할 수 있기 때문이다.

그런데 숙면을 못하는 사람을 보면 취침 시간과 기상 시간이 불규칙한 경우가 많다. 매일 밤 바빠서 집에 돌아오면 한밤중이다. 자는 것은 오전 2시가 넘어서다.

어쩌다 집에 일찍 오면 빈둥거리며 TV를 보고 있자니 졸려서 평소보다 빨리 잠자리에 든다. 하지만 너무 일찍 자서 한밤중에 눈이 떠지고 그대로 뒤척이다가 일어난다.

수면 부족을 해소하려고 휴일 낮에 몇 시간을 내리 잤더니 밤에 침대에 누워도 잠이 오지 않는다. 이런 생활을 반복하면 당연히 체내 리듬이 무너진다.

지금부터라도 늦지 않다.

밤샘을 중단하고 '매일 밤 11시에는 잠자리에 들고 아침에는 6시에 일어난다'는 식으로 취침 시간과 기상 시간을 되도록 일정하게 지키자. 신체의 변화를 느낄 수 있을 것이다.

07

야행성 인간은 정말
바람직하지 않을까?

. . .

앞에서 매일 밤 11시에는 잠자리에 들고 새벽 6~7시에 일어나는 것이 이상적이라고 했다.

그런데 내가 그렇게 말하면 종종 이런 말이 들려온다.

"저는 야간에 일을 해서 그 시간대에는 도저히 잘 수가 없는데요."

"업무상 귀가 시간이 늦어서 11시가 넘어서야 잠자리에 듭니다."

이렇게 야행성인 사람은 숙면할 수 없는 것일까?

일반적으로 일찍 자고 일찍 일어나는 습관이 있는 아침형 인간은 비교적 상쾌하게 눈을 뜨고 아침밥도 잘 챙겨먹으며 오전부터 척척 효율적으로 일한다.

그리고 일을 마치고 집으로 돌아와 욕조에서 목욕을 하고 저녁밥을 먹으면 하품이 나오면서 잠이 찾아온다.

그런데 철야를 하고 아침에 자는 생활을 하는 야행성 인간은 아침에 일어나는 게 괴로울 수밖에 없다. 세수를 해도 머리가 멍하다. 위장도 아직 눈을 뜨지 않아서 아침밥이 넘어가지 않는다. 오전 업무도 겨우겨우 한다.

그런데 오후가 되면 점점 활동적이 되고 저녁이 되면 본격적으로 힘이 난다. 일도 척척 해치우고 집에 돌아가서도 늦게까지 TV를 보다가 늦은 밤에야 잠자리에 든다.

어느 쪽이 숙면할 수 있는지 물어보면 대부분은 '전자'라고 대답할 것이다.

그러나 최근 연구에 따르면, 일단 잠이 들면 전자

이건 후자이건 수면의 질에 큰 차이가 없다.

그러므로 야행성 인간도 일정한 시간에 자고 일정한 시간에 일어나는 패턴을 지키기만 하면 체내 리듬을 잘 유지할 수 있다.

다만 앞서 말했듯이, 아침 해를 받으면 세로토닌이라는 각성 호르몬이 분비되어 심신이 활성화된다. 야행성 인간도 되도록 아침 햇살을 쬐도록 해보자.

숙면은 낮 시간을 지내는
방식에 달려 있다

. . .

자는 시간과 일어나는 시간을 정하는 것도 중요하지만 또 하나 권하고 싶은 것이 있다. 그것은 해가 있는 동안 부지런히 몸을 움직이는 것이다.

건강을 위해 걷거나 조깅 같은 운동을 하는 사람이 많은데, 이런 운동은 저녁이 되기 전까지 끝내도록 하자.

이것에는 체온 리듬과 관계가 있다. 일반적으로 인간의 체온은 낮에는 높다가 밤이 되면 낮아진다. 이 체온 변동이 클수록 잠을 푹 잘 수 있다.

그러려면 해가 있는 시간에는 되도록 부지런히 몸을 움직여 체온을 올려서 낮과 밤의 체온 변동을 키워야 한다.

물론 회사원이 저녁이 되기 전에 운동을 하기는 어렵다. 그런 사람은 퇴근길에 에스컬레이터나 엘리베이터를 타지 말고 되도록 계단을 이용하거나 한 정거장 전에 내려 집까지 걸어가는 것도 좋다.

그러면 서서히 체온이 올라간다. 단 주의할 점, 하나 있다. 원래는 몸을 쉬게 해야 하는 늦은 밤에 격렬한 운동을 하면 교감신경이 활성화된다는 것이다.

수면 환경을 개선하면 편하게 잘 수 있다

. . .

"매일 8시간은 잡니다. 그런데도 아침에 일어나면 몸이 나른하고 어깨가 결려요."

이렇게 말하는 사람이 꽤 많다.

그런 사람은 수면 환경을 바꿔 보는 것도 방법이다.

당신은 어떤 침구를 사용하는가? 매트는 부드러운가? 아니면 딱딱한가? 실은 편안한 잠을 위해서는 둘 다 좋지 않다고 한다.

인간은 잘 때 위를 향해 누워야 몸에 불필요한 힘이 들어가지 않고 호흡하기도 쉽다. 하지만 그래도 몸의 같은 부위가 계속 압박되면 혈액 순환이 잘되지 않는다. 그래서 우리 몸은 체위를 바꾸려고 한다. 이것이 바로 '뒤척거림'이다.

이 뒤척거림은 너무 적어도 너무 많아도 좋지 않다. 하룻밤에 20회 정도가 정상이라고 한다.

부드러운 매트리스를 사용하면 한 번 뒤척일 때 소모되는 에너지가 늘어나고 몸이 부자연스러운 형태로 꺾여서 뒤척이는 횟수가 확 줄어든다. 그러면 피로와 어깨 결림, 요통이 생긴다.

반대로 딱딱한 매트리스를 사용하면 바닥에 닿은 몸 부위에 압력이 가해져 불편하기 때문에 뒤척이는 횟수가 늘어난다. 이것 또한 피로와 나른함을 유발한다.

여기서 권하는 것은 잘 때 옆으로 누운 자세에서 S자 형태가 되는 매트리스다. 또 인간은 잘 때 땀을 흘리므로 면처럼 흡습성(吸濕性)이 좋은 소재의 매트리스를 까는 것이 좋다.

일반적으로는 얇고 약간 딱딱한 매트리스가 좋다고 하므로 자신의 체형을 고려하면서 선택하자.

그러면 이불은 어떨까? 이것도 너무 무거운 이불은 별로 좋지 않다.

이불이 무거우면 몸부림을 치는 게 힘들어지고 몸의 같은 부위가 압박되어 혈액 순환이 정체된다. 그러면 어깨 결림이나 요통을 일으킬 가능성이 있다.

베개도 신중하게 선택해야 한다. 베개가 너무 높으면 경추를 압박하기 때문에 어깨 결림이나 목통증이 생기고 너무 낮으면 머리에 피가 몰린다.

요즘에는 베개 전문점도 있으므로 자신에게 딱 적당한 높이의 베개를 선택하자. 큰 대자로 똑바로 누웠을 때 편안한 침구가 이상적이다. 안고 자는 베개(바디필로우)를 사용하면 편하다는 사람도 많으므로 시험 삼아 써보는 것도 좋다.

또 하나 꼭 기억해야할 점은 빛, 즉 조명에도 신경 써야 한다는 것이다.

인간의 몸과 조도는 밀접한 관계가 있다. 밤이 되

면 약간 어두운 조명에서 지내면 부교감신경이 촉진되어 점점 잠이 온다.

그러려면 침실의 조명기구를 바꿔 보는 것도 한 방법이다.

일이나 공부에 적합한 백색 형광등에서 휴식에 적합한 저녁노을 같은 전구 색으로 바꿔보자. 아니면 부분적으로 밝게 하는 간접 조명으로 바꾸자.

또는 빛의 양을 조절할 수 있는 조광 조명으로 교체해보자. 이렇게만 해도 부교감신경이 활성화된다.

아무튼 저녁 이후에는 되도록 강한 빛에 노출되는 시간을 줄이고 조명을 어둡게 하는 것이 비결이다. 그러면 수면을 취할 준비가 되면서 저절로 잠이 온다.

또 잠들어 있을 때는 빛의 자극이 있으면 뇌를 자극하므로 자기 전에는 방안의 조명을 끄도록 하자.

10

자기 전에 하면 안 되는 5가지

· · ·

수면의 질을 높이기 위해 반드시 필요한 것 – 이것도 자율신경의 작용과 관련이 있다.

하루 흐름을 보면 활동을 시작하는 아침에 교감신경의 활동량이 점점 커지고 저녁 이후에는 휴식에 적합한 부교감신경의 활동량이 점점 커진다.

그러나 밤이 되어도 교감신경이 활성화된 상태가 계속되고 부교감신경이 비활성화되어 있으면 좀처럼 잠이 오지 않고 수면 주기가 깨져 수면의 질이 떨어진다.

이를 방지하려면 밤에, 특히 자기 전에는 교감신경의 활동을 억제하고 대신 부교감신경의 활동을 촉진해야 한다. 그러므로 잠자리에 들기 전에 '이것만은 하지 말 것', '하면 안 되는 것'을 살펴보자.

• ①컴퓨터와 스마트폰을 멀리한다

눈을 통해 들어오는 자극에는 피로를 유발하는 것이 무척 많다. 그 대표적인 것이 햇볕에 함유된 자외선이다. 컴퓨터나 스마트폰, TV 화면에서 발생하는 블루라이트도 인체에 장애를 야기한다고 밝혀졌다.

특히 자기 전에 이런 기기를 사용하면 대낮처럼 밝은 빛이 눈에서 뇌로 전달되어 교감신경이 자극되어 잠이 오지 않고 불면과 피로가 누적된다.

그렇다고 해서 현대인이 이런 문명의 이기를 전혀 사용하지 않고 생활하기란 어려운 일이므로 이들에게 지배당하지 않도록 사용할 때와 사용하지 않을 때를 정해두고 지키는 것이 중요하다.

가능하면 '잠자기 30분 전에는 메일도 확인하지 않고 인터넷도 하지 않으며 TV도 보지 않는다'는 식으로 미리 규칙을 정해두고 웬만한 일이 없으면 사용하지 않도록 하자.

눈이 피곤할 때는 따뜻한 수건을 눈에 대면 좋다.

먼저, 젖은 수건의 물기를 짜고 전자레인지에 데운다. (500와트 기준으로 30초 정도) 만져보면 약간 뜨겁게 느끼는 정도의 수건을 눈에 얹고 4분 정도가 좋다. 기분이 좋아지면 수건을 치우면 된다. 잠이 오면 그대로 잠자리에 들어도 된다.

• ②음악을 들으면서 잠을 청하지 않는다

청각은 오감 중에서도 무척 민감한 기관이다. 소리가 귀를 통해 들어오면 마치 불이 붙는 것처럼 단숨에 신경 활동이 활성화되고 교감신경이 우위에 선다.

이 신경 활동은 소리가 꺼질 때도 똑같이 활성화된다. 타이머를 설정하고 음악을 들으며 자면 그 소리가 꺼진 순간 뇌가 자극되어 수면을 방해한다. 취침 전에 음악을 즐기는 것은 좋지만 들으면서 잠자리에 드는 행동은 하지 말자.

또 취침 전에 음악을 즐길 때도 바로크처럼 기분을 고조시키는 음악은 교감신경 활동을 비교적 길게 유지시킨다. 클래식이나 힐링 뮤직 등 잔잔한 음악을 틀고 음량도 되도록 낮추도록 하자.

• ③자기 전에 커피를 마시지 않는다

시험공부나 야근을 할 때 커피를 마시고 졸음을 쫓는 사람이 적지 않다. 이것은 38페이지에서도 설명했듯이 커피에 함유된 카페인의 각성 효과 때문이다. 그런데 커피를 자기 전에 마시면 어떻게 될까? 당연히 카페인 각성 작용으로 교감신경이 활발해진다.

게다가 커피에는 이뇨작용이 있으므로 운 좋게 잠

이 들었다 해도 렘수면 시 요의를 느껴 눈을 뜰 가능성이 있다. 그러므로 아무리 커피를 좋아해도 자기 전에는 마시지 않도록 하자.

• ④자기 전에 음식을 먹지 않는다

인간의 몸은 밤이 되면 부교감신경이 우위에 서고 혈액 흐름을 회복시켜 몸 안의 노폐물을 배설하려고 한다.

이 시간대에 식사를 하거나 술을 마시면 혈압 상승(고혈압증), 혈당 상승(당뇨병), 심장에 대한 부담(심부전, 부정맥, 협심증, 심근경색), 뇌에 대한 부담(뇌경색, 뇌출혈), 신장병 발병 및 진행, 암세포 증식을 초래할 수 있으니 주의해야 한다.

또 자기 전에 술을 마시는 습관이 있는 사람이 꽤 있다. 그러나 술을 마신 뒤 잠자리에 들면 쾌적한 수면(숙면)을 취할 수 없다. 술의 힘을 빌려 자는 것은 '마취 상태에서 자는 것과 비슷한 상태'이기 때문이다.

마취약은 통증이나 근육의 비정상적 긴장을 억제하는 약물로 이것을 투여하면 얼핏 편안히 자는 것처럼 보인다. 그러나 뇌는 쉬고 있는 게 아니므로 정상적 수면 시에 일어나는 논렘수면과 렘수면 사이클이 돌아가지 않는다. 즉 뇌와 몸의 피로를 회복하는 작용이 둔화된다.

실제로 심야에 술을 마시고 잔 다음날, 푹 잔 것 같은데 아침에 일어났더니 머리와 몸이 무거웠던 경험은 없는가? 그것은 뇌내(腦內)의 불필요한 정보가 제대로 처리되지 않았고 신경 세포가 복구되지 않았다는 증거다.

무엇보다 알코올은 의존성이 강하므로 술을 마시지 않으면 잠이 오지 않거나 잠을 자도 금방 깨는 등, 수면 장애를 일으킬 수 있다.

따라서 술을 마시고 자는 행동은 되도록 삼가자.

참고로 과음을 했을 때는 곧바로 자지 말고 한번 취기가 가시기를 기다리고 나서 잠을 자는 편이 피로회복에 효과적이다.

• ⑤자기 전에 담배를 피우지 않는다

담배에는 타르와 니코틴을 비롯해 몸에 좋지 않은 물질이 많이 함유되어 있다. 그뿐만이 아니다. 담배를 피우면 체내에 있는 비타민C가 파괴된다.

비타민C가 감소하면 당연히 면역력이 저하되어 쉽게 감기에 걸리며 다른 감염증에도 취약해진다.

담배의 단점은 그게 다가 아니다. 자기 전에 담배를 피우면 깊은 잠을 방해한다. 운동한 것과 같은 상태이기 때문에 당연히 교감신경이 활성화된다.

또 하나는 담배에 함유된 니코틴은 아드레날린 분비를 촉진하므로 뇌를 각성하게 한다.

더구나 니코틴은 카페인보다 즉각적인 효과를 나타내어 강력하게 작용한다. 그러면 잠을 설칠 수밖에 없다. 어찌어찌 잠이 들었다 해도 니코틴 금단 현상으로 밤중에도 눈이 떠진다. 즉 논렘수면을 제대로 할 수 없게 된다는 말이다.

그러므로 '담배를 피우면 릴랙스해서 잠이 쉽게 든다'는 것은 거짓이므로 삼가자.

자, 어떤가? 지금까지 이야기한 것 중 여러분에게 해당하는 사항이 하나둘은 있지 않을까?

그중에는 '자기 직전에 목욕을 한 다음 차가운 맥주를 마시면서 스마트폰을 만지작거리는' 식으로 여러 개가 해당되는 사람도 있을 것이다.

그렇다면 앞으로는 자기 직전에 목욕하는 것을 중단하자. 며칠 뒤 냉장고에서 맥주를 꺼내는 것도 그만두고 또 며칠 뒤 스마트폰을 만지는 것도 그만두면 어떨까?

그리고 1주일이나 10일 정도 그렇게 지내보자.

그러면 몸과 마음이 가벼워질 것이다. 그리고 기분 좋게 깨어나는 아침이 여러분을 기다리고 있을 것이다.

11

잠이 안 오는 사람들의 공통점

. . .

모 대형 유명회사 사장은 예나 지금이나 변함없이 종종 밤늦게까지 일한다고 한다.

그리고 일을 마치고 집으로 돌아가려 할 때 큰 소리로 이렇게 외친다고 한다.

"좋아! 오늘은 이걸로 끝. 이제 일 생각은 하지 말자. 모드 변경 완료!"

일을 마치고 귀가해도 일 생각을 한다면 불안해서 잠이 오지 않는다. 그러므로 퇴근할 때는 모드를 전환하고 되도록 일 생각을 하지 않도록 하자. 그러면 푹 잠이 들 것이다. 사장은 그렇게 생각한 것이다.

그런데 왜 잠이 안 오는 걸까? 이에 관해서는 여러 가지 원인을 생각할 수 있지만 심리적인 측면에서 생각해보면 하나는 만족감이나 성취감이 결여되어 생기는 압박감, 또 하나는 걱정이나 불안을 들 수 있다.

이런 문제가 있으면 당연히 잠을 설친다. 어떻게 하면 그 상태를 해결할 수 있을까?

• 취침 전에는 마음의 모드를 변경하자

먼저 만족감과 성취감 결여를 해소하는 방법부터 살펴보자. 이것은 다음과 같은 결심이 필요하다.

"여러 다양한 가치관이 공존하는 현대 사회에는 이렇게 되면 (또는 이것을 하면) 만족한다는 것이 따로 정해져 있지 않다."

그리고 0을 기점으로 사물을 다시 생각해보면 좋을 것이다. 예를 들어 이렇게 말이다.

"예전의 나는 프레젠테이션을 만족스럽게 만들지 못했어. 그에 비하면 지금의 나는 선배의 도움을 받지 않고도 혼자서 만들 수 있어. 오늘은 일을 잘하진 못했지만 예전보다 확실히 발전했어. 그러니까 내일 또 열심히 하면 돼."

"오늘은 야근하느라 영어 학원에 못 갔네. 하지만 전에는 한마디도 못했는데, 지금은 영어로 약간이지만 말할 수 있게 되었어. 내가 발전했다는 증거야!"

이렇게 자신에게 말하면 자신이 하는 일이 그래도 괜찮은 편이라고 생각하게 된다. 발전·전진하고 있다는 것을 실감할 수 있어서 마음이 편해진다.

그러면 후자인 걱정이나 불안에는 어떻게 대처하면 될까?

이에 관해서는 '될 일은 되겠지'라고 자신을 타이르는 것이 제일이다. 바꿔 말하면 생각해도 해결되지 않는 문제는 되도록 생각하지 않는 것이다.

예를 들어 해외여행에 가기 전이라고 하자. '비행기가 추락하면 어떻게 하지?', '현지에서 아프면 어떻게 하나'라고 생각만 하는 사람은 거의 없을 것이다. 생각해도 해결되지 않는 문제임을 알기 때문이다.

오히려 '세계 유산을 보는 게 정말 기대되네', '현지에 도착하면 ○○를 먹어야지'라는 식으로 새로운 것을 상상할 것이다.

그렇다. 즐거운 일을 상상하는 것이 비법이다! 취침 전이야말로 인생에서 가장 즐거운 일이나 유쾌한 일을 생각하자.

'행정서기관 자격을 취득하면 친구와 온천 여행에 가야지.'

'남편이 과장으로 승진하면 기념으로 온 가족이 맛있는 걸 먹으러 가야지.'

그러면 자연히 모드가 전환된다.

쾌적하고 편안한 기분이 들고 긴장감이 크게 완화되어 부교감신경이 활성화된다. 그에 따라 평온한 마음으로 잠들고 피로도 차츰 풀릴 것이다.

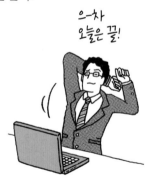

으一차
오늘은 끝!

12

성공한 사람이 당연히 하는 것

. . .

마지막으로 샤프의 창업자인 하야카와 노리쓰구에 얽힌 이야기를 소개하겠다.

어느 날 그는 스페인의 유력한 실업가와 상담하기 위해 해외 출장을 갔다. 현지에 도착하자마자 하야카와는 동행한 비서에게 그 실업가와 다음날 오후에 첫 번째로 약속을 잡으라고 지시했다.

그런데 상대방은 "그 시간에 사장님은 낮잠을 주무셔야 하니 그 전이나 그 뒤로 해주세요"라고 답했다.

그 말을 들은 하야카와는 "오후에 낮잠이라고? 말도 안 되는 짓을 하는군"이라며 격분했다. 그러나 다음날 저녁, 그 실업가는 이렇게 첫마디를 열었다.

"아까는 낮잠을 자서 죄송합니다. 하지만 이게 스페인의 풍습입니다. 밤에 잠을 잘못 자도 잠시나마 낮잠을 자서 피로를 풀면 그 다음부터 효율적으로 일할 수 있으니까요. 자, 그럼 곧바로 본론에 들어갈까요?"

• 20분의 낮잠 효과

이런 이야기를 한 것은 다름이 아니라 스페인의 풍습에도 있듯이 아주 약간의 낮잠으로도 피로가 풀린다는 점을 강조하고 싶기 때문이다.

점심을 먹은 뒤 졸려서 오후 업무를 신속하게 처리하지 못하거나 회의 중인데 꾸벅꾸벅 졸았던 적은 없는가?

그것은 당연한 일이다. 본래 인간은 오후 1~2시에

걸쳐 잠이 온다. 인간에게 각인된 주기 중 하나라 할 수 있다. 실제로 낮잠을 자면 피로회복물질 FR이 활발하게 작용해 피로인자 FF가 감소한다.

즉 낮잠을 자면 손상된 세포가 복구된다는 말이다.

그렇다면 20분, 그게 힘들면 10분이라도 좋다. '때와 장소에 따라서'라는 조건이 붙지만 낮잠, 즉 선잠을 자보면 어떨까?

최근 연구에 따르면 낮잠을 자는 습관은 밤에 숙면하는 것과 같은 효과를 낸다고 한다.

미국의 한 대학이 실험을 실시하여 대학생들을 낮잠 자는 그룹과 그렇지 않은 그룹으로 나누고 어느 나라의 언어 단어 목록을 건네 암기하게 했더니, 전자의 암기(기억)력이 더 높았다고 한다.

또 한 입시 학원에서는 낮잠을 자게 했더니 전체 편차치가 상승했다는 사례도 있다.

낮잠을 잘 때는 되도록 조용한 곳에서 꾸벅꾸벅 졸기만 해도 된다. 오히려 깊이 잠들지 않는 편이 좋다. 점심 식사 후부터 오후 3시 사이의 낮잠이라면 밤에도 숙면을 취할 수 있다.

다만 오후 4시 이후에 낮잠을 자면 밤에 잠을 설칠 수 있으니 주의하자.

꼭 누워서 자지 않아도 괜찮다. 즉 책상에 엎드려 자도 된다. 10~20분 정도의 짧은 시간이라면 다소 부자연스러운 자세여도 낮잠의 효과를 얻을 수 있다.

가장 조심해야 하는 것은 휴일에 '몰아서 자는 잠'이다. 이렇게 하면 체내 리듬이 무너지므로 휴일의 낮잠도 30분 정도가 바람직하다.

제5장

마음의 짐을 내려놓으면
몸이 편해진다!

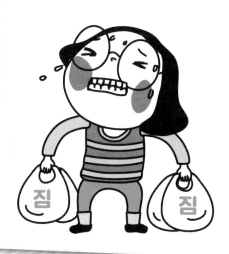

01

짜증에 신경질…
일상생활은 피곤한 일투성이

. . .

어떤 사람이든 성품이나 위치를 막론하고 일상생활을 하다 보면 피곤한 일을 겪게 된다.

예를 들어 통근 지하철. 원래도 지하철이 붐벼서 피곤한데 사고가 나서 연착되면 한층 더 피곤해진다.

컴퓨터도 그렇다. 비밀번호를 입력해도 열리지 않거나 메일을 보냈는데, 오류 표시가 나면 짜증이 나고 피로해진다.

그래서 항상 짜증과 신경질이 나 있는 상태다. 저

도 모르게 직장 후배나 부하 직원에게 화풀이를 한 적은 없는가?

이것은 마음이 지쳤다는 신호다! 몸뿐 아니라 마음도 충분히 휴식을 취하게 하자.

미국의 한 철학자는 "인간의 의식은 내버려두면 90%는 부정적인 방향으로 흘러간다"라는 말을 남겼다.

정보화 사회가 되면서 인간관계를 맺는 방식이 변화한 현대 사회에는 사소한 일로 마음을 다치는 일이 있다.

하지만 그런 일상생활에서도 아주 약간의 대책을 강구하면 마음의 피로, 나아가 몸의 피로를 유발하는 요소를 줄여나갈 수 있다.

설령 지쳤어도 비교적 신속하게 회복할 수 있다.

그러면 어떤 점에 주의하면 될까? 이 장에서는 그 노하우를 살펴보겠다.

02

구조선을 요청하면
쉽게 피로해지지 않는다

. . .

스트레스를 쉽게 받는 사람, 쉽게 피로해지는 사람은 타인에게 좀처럼 약점을 보여주지 못하는 경향이 있다.

좋게 해석하자면 의존심이 적고 자립심이 강하다는 증거이지만 나쁘게 해석하면 타인에게 기대거나 어리광을 부리지 못한다는 증거다.

그래서 힘든 일이나 괴로운 일이 생겨도 사람들과 의논을 하거나 도움을 요청하지 않고 문제를 혼자서 떠안는다.

또 타인에게 약점을 보이지 못하는 사람은 흠 잡히지 않도록 행동하는 것에 온 신경을 쓴다.

이런 부정적 연쇄 효과로 인해 스트레스와 피로가 누적된다.

그 점을 깨달았다면 문제가 생겼을 때 혼자 감당하려고 하지만 말고 재빨리 도움을 요청하자. 예를 들어 이렇게 말이다.

"프레젠테이션 자료를 만드느라 회의에 사용할 자료를 준비할 짬이 안 나. 미안하지만 회의 자료는 자네가 좀 준비해줘."

"이 PC 프로그램을 어떻게 사용하는 건지 모르겠네. 좀 가르쳐줄래?"

"오늘은 엄마가 학부모 회의가 있어서 좀 늦을 거야. 팬케이크 구워놨으니까 전자레인지에 데워서 먹으렴."

처음에는 어색하겠지만 작은 일부터 시작하자. 도움을 요청할 수 있게 되면 마음의 부담이 줄어들고 문제가 생겨도 조기에 해결할 방법을 찾을 수 있다.

타인에게 약점을 보이면 남의 눈을 의식하거나 괜히 체면치레할 필요가 없어지므로 대인관계에 대한 긴장감이 완화된다.

그러면 스트레스를 받는 빈도가 줄어들어 피로도도 상당히 낮아질 것이다.

03

피로에서 멀어지는 '이 정도면 됐지'라는 마법의 주문

· · ·

공사를 불문하고 무슨 일이든 죽도록 열심히 하며 티끌만 한 실수도 용납하지 않고 전력 질주하는 사람도 조심해야 한다.

"상사에게 좋은 평가를 받는 보고서를 만들어야지."

"모두가 맛있다고 칭찬하는 요리를 해야지."

그러나 모든 일이 순조롭게 진행되리라는 법은 없다. 보고서의 완성도가 좀 떨어질 수도 있고 요리가 맛있게 되지 않기도 한다.

그럴 때 너무 열심히 한 사람은 '이걸로는 안 되겠어'라고 생각하며 더욱 노력한다. 하지만 불만이 남는다. 그래서 더더욱 열심히 한다. 그래도 불만이 남는다. 그런 상태가 반복되면 스트레스가 누적되어 녹초가 된다.

그러나 잘 생각해보면 보고서든 요리든 '이 정도면 됐지'라고 생각하면 불만을 느끼지 않을 것이다. 반대로 '아직 미흡해'라고 생각하면 불만이 남는 법이다.

여기서 문제는 '아직 미흡해'에 집착하는 경우다. 노력파여서 어깨에 힘을 빼지 못하는 사람일수록 '흠집 찾기'에 혈안이 되어 그것이 엄청난 스트레스로 변형되기 때문이다.

그러므로 할 일을 제대로 하고 일정 수준에 도달하면 다소 불만스러운 점이 있어도 '이 정도면 됐지'를 입버릇처럼 되뇌며 자신을 몰아붙이는 요소를 막으면 어떨까?

"보고서 매수가 좀 많은 것 같기도 하지만 설명이 잘되어 있고 짜임새가 있으니, 이 정도면 됐지, 뭐."

"음식 간이 좀 센 것 같지만 와인을 곁들이기에 딱 좋아. 이 정도면 됐어."

그러면 어깨에 잔뜩 들어갔던 힘이 점점 빠질 것이다. 쓸데없는 힘을 빼게 되어 긴장이 완화된다. 그러면 스트레스, 즉 피로가 쌓이는 빈도가 줄어들 것이다.

유명 음악가도 실천하는
피곤해지지 않는 비결

. . .

록 밴드의 대명사, 롤링 스톤스의 싱어인 믹 재거에게 한 저널리스트가 이런 질문을 던졌다고 한다.

"롤링 스톤스가 데뷔한 이래로 오늘에 이르기까지 많은 앨범을 정력적으로 낼 수 있었던 비결은 뭘까요?"

믹 재거는 이렇게 대답했다.

앨범을 제작할 때 우리가 항상 의식하는 점이 있다.

바로 완벽을 추구하지 않는다는 것이다.

한 앨범에 신곡을 10곡 수록할 경우, 만족스러운 곡이 절반만 되면 그걸로 됐다고 생각한다. 그렇게 하지 않으면 아무리 시간이 지나도 앨범이 완성되지 않고 지쳐버리기 때문이다. 그런 자세로 일관했기에 지금까지 많은 앨범을 만들 수 있었다.

언제나 완벽히 하려고 하다가 지쳐버리는 사람에게 상당히 참고가 되는 말이다.

이런 유형은 만사에 신경을 곤두세운다. 신경을 너무 써서 스트레스가 해소되지 않고 점점 쌓인다.

그렇다면 믹 재거가 말했듯이, 그리고 그게 엄청나게 중요한 일이 아니라면 '열 개 중 일단 반만, 완벽하게 하면 된다'고 생각하자.

연말 대청소를 했는데, 거실과 침실 청소가 흡족하지 않더라도 주방과 화장실 청소가 잘되었다면 '그걸로 됐다'고 생각하자.

요리했는데 생선 조림이 좀 만족스럽지 않아도 튀김이 잘되었다면 '그걸로 됐다'고 생각하자.

이런 식으로 자신에게 '그걸로 됐다'는 주문을 외

면 심리적 부담이 줄어들어 신경을 덜 쓰게 된다. 필요 이상으로 낙담하지 않게 된다. 결과적으로 피로가 쌓이는 횟수가 줄어든다. 또 완벽주의인 사람은 가끔 일탈을 해보는 것도 좋다.

예를 들어 퇴근해서 집에 오면 항상 조깅을 했지만 대학 친구가 오랜만에 술 한잔하자는 메일을 보내왔을 때는 조깅을 빼먹어도 괜찮다. 그렇게 한다고 해서 자괴감에 빠질 필요는 없다는 말이다.

매일 그러면 안 되겠지만 아주 가끔은 과음이나 과식도 허용하자. 몸에 부하를 준다고 생각하면 된다.

의외라고 생각하겠지만 몸에 적당한 부하를 가하면, 그 상태에서 회복하는 과정을 거치면서 기능이 향상되어 몸 상태가 더 좋아지기도 한다.

한의학에서는 감기에 걸려 열이 나는 것(부하)은 몸속의 나쁜 물질을 배출해 면역력을 높이는 것이라고 해석해 굳이 열을 내리려고 애쓰지 않는다.

한약 등의 힘을 빌려 땀을 내게 해서 몸을 좋은 방향으로 이끌려 한다. 즉 감기에 걸리는 것 자체에 몸 상태를 개선하는 효과가 있다고 보는 것이다.

05

'NO'라고 말하면 덜 피로해진다

. . .

"매일 늦게까지 야근을 했으니 오늘은 일찍 퇴근하고 쉬어야지."

이렇게 생각했는데 상사나 동료가 "같이 한잔하지"라고 권한다면 어떻게 할까?

"사실은 빨리 집에 가고 싶지만 여기서 거절하면 내 인상이 나빠질 거고 날 싫어할지도 몰라."

이런 이유로 마지못해 술자리에 갈 것인가?

물론 그 생각을 이해할 수는 있다. 하지만 먹고 싶은

술을 그런 이유로 마셔도 전혀 맛있지 않을 것이다.

가뜩이나 내키지 않는 자리인데 상사나 동료의 푸념을 들어줘야 한다면 얼마나 끔찍할까.

이제, 알 것이다. 이것이 바로 피로, 정신적 피로를 유발하는 중요한 요인이다. 참고로 이것은 '밤모임'에만 해당하진 않는다. 공사를 불문하고 우리는 타인에게 신경을 써야 할 일이 종종 있다.

'사실은 내 일만으로도 힘든데 동료가 회의 자료 정리를 도와달라고 하니까 도와줘야…'

'이번 휴일에는 푹 쉬고 싶은데 친구가 이사하는 걸 도와달라고 하네. 막 거절할 수도 없고…'

이런 배려는 자신의 욕구를 억누르고 상대의 욕구에 맞추는 것이므로 스트레스를 받는다.

그렇다면 때로는 타인이 나를 나쁘게 봐도 괜찮다고 생각하고 그리 중요한 일이 아니라면 'NO'라고 말하는 것도 좋다.

"항상 예스맨이 되어 착한 척하면 녹초가 되니까 가끔은 내 욕구를 우선시하자."

때로는 이런 결심도 필요하다.

06

'지금'에 의식을 집중하면
즐거움이 두 배로!

· · ·

미국에는 이런 농담이 있다.

다이어트에 성공한 세 남자에게 어떤 사람이 그 이유를 물었더니 한 명은 "내가 좋아하는 프라이드 치킨과 햄버거를 먹지 않아서 성공했죠"라고 했다. 또 한 명은 "매일 조깅을 했거든요"라고 했다. 그런데 나머지 한 명은 이렇게 말했다.

"영업 실적이 시원치 않아서 회사에서 잘릴 것 같아요. 식탁에 앉을 때마다 그 일이 생각나는 바람에 식욕이 떨어져서 그랬을지도 모르겠네요."

이 농담은 걱정이 있으면 식욕을 잃는다는 점을 시사하는데, 다른 관점에서 고찰하면 이렇게 해석할 수도 있다.

세 번째 남자에게는 ON(일)과 OFF(휴식)의 경계가 없었다고 말이다.

우리도 예외가 아니다. ON(일)과 OFF(휴식)의 경계가 없으면 일을 마치고도 업무 생각에 머리가 가득 찬다.

여기서 문제는 일에 문제가 생겼을 때다. 그럴 때는 눈앞에 맛난 밥상이 차려져도 의식이 일에 가 있어서 음식이 맛있는 줄도 모른다.

여행을 가도 그렇다.

모처럼 부부끼리 온천 여행에 가서도 '부하인 A군이 상담을 잘 마무리했을까?'라는 생각뿐이다. 이 또한 의식이 일에 가 있는 상태이므로 당연히 귀중한 휴일을 즐겁게 보내지 못한다.

이런 상태에서는 맛있는 것을 먹거나 온천에 들어가도 기분이 전환되기는커녕 점점 더 스트레스를 받을 수도 있다.

그렇게 되지 않으려면 ON(일)과 OFF(휴식)를 전환하는 것이 중요하며 오프일 때는 의식을 되도록 '지금'에 집중해야 한다.

그렇다. 자신에게 이 말을 들려주자.

"지금 나는 맛있는 중국 요리를 먹기 위해 이 레스토랑에 있다."

"지금 나는 여름휴가를 즐기기 위해 온천 여행을 하고 있다."

그러면 의식이 '지금'이라는 시간에 집중되면서 오프 타임을 의미 있게 보내자는 생각이 든다.

이것이 스트레스를 줄이고 피로를 쌓지 않는 삶을 살게 하는 방법 중 하나다.

때로는 '내 멋대로 날'을 보내자

. . .

우리는 일상생활을 하며 '○○해야 하는데…'라는 의무감에 짓눌리는 경향이 있다.

"회의에 제출할 자료를 준비해야 하는데…."

"영업 할당량을 달성해야 하는데…."

등이다.

업무는 어쩔 수 없겠지만 그중에는 사적인 시간까지 이 '○○해야 하는데…'를 갖고 들어오는 사람이 있다.

"블로그(SNS)를 업데이트해야 하는데…"

"아내(남편)의 쇼핑에 따라가 줘야 하는데…"

"아이들을 유원지에 데리고 가야 하는데…"

하지만 그러면 언제나 무언가에 쫓기고 얽매이는 상태가 지속되므로 점점 더 스트레스가 쌓여간다.

그렇다면 1주일에 한 번, 그게 힘들다면 한 달에 한 번이라도 좋다. 휴일에 자신을 구속하던 것으로부터 자신을 해방시켜주면 어떨까?

그렇다. '○○해야 하는데…'라는 것을 전부 잘라버리고 이렇게 선언하는 것이다.

"오늘은 메일을 확인하지도 보내지도 않는다."

"블로그도 업데이트하지 않는다."

"가족의 쇼핑에 따라가지 않는다."

그리고 자신을 위해서만 휴일을 보내는 것이다.

하루 종일 좋아하는 음악을 듣는 것도 좋다.

자신이 원하는 물건을 사러 나가는 것도 좋다.

사우나나 미술관 등 가고 싶은 곳에 가는 것도 좋다.

또 혼자 있을 수 있는, 마음에 드는 곳을 찾는 것도 권한다.

"이 커피전문점에 있으면 마음이 편안해지네. 아, 기분 좋다"라고 생각했다면 그곳을 단골로 정하고 읽고 싶은 책을 갖고 가서 커피를 마시는 것도 좋을 것이다.

이것을 '자기만 생각한다'고 생각할 수도 있겠지만 가끔이라면 자신만 생각하는 '내 멋대로 날'이 있어도 된다.

이것은 모두 평소의 피로를 풀기 위해 원기를 회복하기 위해서다.

17세기 유학자 가이바라 에키켄은 "마음은 항상 느긋하고 고요하며 평온한 상태가 좋다. 말은 특히 조용히 하고 말수를 아끼며 무턱대고 쓸데없는 일을 말하지 않아야 한다. 이것이 기를 회복하는 가장 좋은 방법이다"라는 말을 남겼다.

가이바라 에키켄이 말하는 '기(氣)'는 만물에 대비하는 기세, 즉 에너지를 말하며 몸은 '기'를 통해 생명의 근원이자 목숨의 주인으로 존재한다는 말이다.

그 기에 인간의 마음이 깃들면 느긋한 기분이 되

어 평정심을 지킬 수 있다.

　현대의 스트레스 사회에서 평정심을 유지하기란 어려울 수도 있다. 하지만 그렇기 때문에 '내 멋대로 날'을 마련해 조용한 시간을 지내야 한다. 그러면 하루가 끝날 무렵에는 무언가에 쫓기는 듯한 불안과 별것 아닌 집착이 마음속에서 싸악 녹아내리는 기분 좋은 느낌을 맛볼 수 있을 것이다.

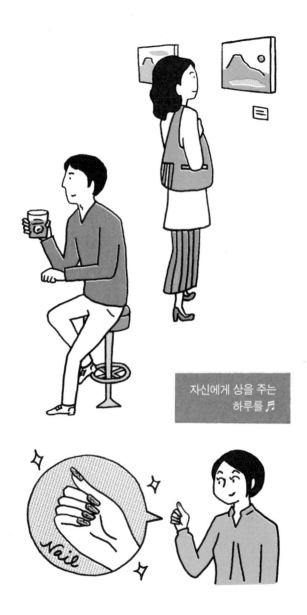

자신에게 상을 주는
하루를 ♬

08

열심히 한 나를 무조건 격려한다

. . .

'열공' 끝에 어려운 국가시험에 합격했다.

단기간에 보고서를 완성했다.

가족을 위해 푸짐한 밥상을 차렸다.

그런데도 아무도 칭찬해주거나 인정해주지 않는다.

그럴 때는 누구나 섭섭하고 기분이 좀 상한다.

그 감정을 방치하면 어떻게 될까? 동기 부여가 되지 않아 점점 의욕을 잃는다.

아니, 그뿐이면 괜찮지만 국가시험에 합격한 것,

보고서를 완성한 것, 가족을 위해 푸짐한 밥상을 차린 것이 '보상받지 못하는 결과'로 생각되어 그것이 스트레스로 바뀐다. 그리고 피로가 확 몰려온다.

그러면 마음 한구석이 찜찜하거나 짜증이 나서 저도 모르게 주변 사람에게 화풀이하기도 한다.

그럴 때는 거울에 비친 자신을 향해 웃는 얼굴로 다정하게 이렇게 말해주자.

"정말 열심히 노력해서 어려운 국가시험에 합격했네. 아주 잘했어. 진짜 고마워."

"이렇게 짧은 시간에 용케도 보고서를 완성했네. 진짜 대단해. 오늘은 푹 쉬자."

"오늘은 요리를 많이 했네. 수고했어. 정말 고마워."

그리고 이렇게 마무리하자.

"너는 가치 있는 사람이야. 사람들에게 필요한 존재야."

요는 자신을 격려해 주는 것이다.

이런 말을 컴퓨터의 메일에서 내 스마트폰으로 보내는 것도 좋다. 활자의 힘은 강렬하며 시간이 지나도 기억에 남는다. 그 문구를 누군가로부터 받은 메일처럼 찬찬히 읽어보자.

미소 띤 얼굴로 거울을 마주하고 소리 내어 격려의 말을 한다.

자신 앞으로 격려의 메일을 발신한다.

이것은 표면적인 실적이나 대인관계를 통해 자신의 가치를 높이는 것과는 달리, 근본적으로 진짜 자신의 가치를 긍정하는 행위다.

다시 말해, 그렇게 함으로써 평온한 마음으로 스트레스, 즉 피로를 쌓아두지 않는 삶을 살 수 있게 된다.

09

일 중독자야말로 취미를 소중히 여기자

. . .

누구나 취미라고 부를 만한 것이 한두 가지 있기 마
련이다.

골프, 낚시, 스키, 스쿠버다이빙과 같은 아웃도어
취미. 악기 연주, 영화(음악) 감상, 수예, 장기와 같은
인도어(indoor) 취미.

장시간 일하면 갑자기 피로가 몰려오지만 그런 취
미는 몇 시간을 계속해도 별로 지치지 않는다. 몸은
지쳐도 기분 좋은 피로가 대부분이다.

그 차이는 어디에서 오는 것일까? 그것을 한 뒤의 만족감의 차이를 들 수 있다.

일은 기본적으로 '해야 하는 것'이다. 반면 취미는 '하지 않아도 되는 것'이다.

전자의 경우 인간의 뇌는 '~강제로 한다'거나 '~해야 한다'고 느끼면 아무리 해도 의무감이 생기고 압박을 느낀다. 이것이 스트레스, 피로의 요인이다.

그러나 후자의 경우, '하고 싶다'는 자신의 의사가 주체가 되기 때문에 의무감과는 전혀 다른 감정이 의식에 투영되어 압박감이 거의 들지 않는다.

오히려 좋아하는 일에 몰두하면 뇌는 강한 만족감을 느낀다.

'진심으로 원하는 것을 할 수 있다'는 감정이 충족되므로 삶의 즐거움과 의욕이 솟아난다. 그래서 거의 피로를 느끼지 않으며 느낀다 해도 그것은 기분 좋은 피로다.

그렇다면 하루 한 시간이라도 좋다. 그게 힘들다면 30분도 좋다. 정신없이 취미에 몰두할 수 있는 시간을 만들어보면 어떨까?

가능하면 불쾌한 일이나 괴롭거나 화가 나는 일이 있었던 날을 마무리할 시간대에 해보자.

끝이 좋으면 모든 게 좋은 법이다.

'오늘 하루도 힘들었지만 그래도 무사히 지내서 다행이야'라고 생각할 수 있다.

'내일도 즐겁게 취미 생활을 하자'라고 기분 좋은 상태로 잠들 수 있다.

만족스러운 기분으로 잠자리에 들면 양질의 수면을 취할 수 있고 뇌가 활성화되어 다음날 아침, 활력 넘치는 상태에서 일어날 수 있을 것이다.

비단 취미뿐 아니라 인생을 즐기기 위해 있다.

우리는 즐기기 위해 산다.

그러니 '인생은 즐기기 위해 있다'는 말을 자신에게 계속 들려주자. 그러면 그 말이 주문이 되어 마음 속에 자리 잡아 피로가 저 멀리 날아가 버릴 것이다.

TOUYOU IGAKU DE MAINICHI SUKKIRI!
TSUKARENAI KARADA WO TSUKURU HON
Copyright © Kentaro Wada 2017
Korean translation rights arranged with Mikasa-Shobo Publishers Co., Ltd., Tokyo
through Japan UNI Agency, Inc., Tokyo and EntersKorea Co., Ltd., Seoul

피곤한 몸 살리기

: 나는 왜 항시 피로할까?

2019년 6월 28일 1판1쇄 발행

지은이(감수) 와다 겐타로
옮긴이   이주관 오시연
디자인   홍수미

발행인   최봉규
발행처   청홍(지상사)
출판등록   1999년 1월 27일 제2017-000074호

주소   서울 용산구 효창원로64길 6(효창동) 일진빌딩 2층
우편번호   04317
전화번호   02)3453-6111 팩시밀리 02)3452-1440
홈페이지   www.cheonghong.com
이메일   jhj-9020@hanmail.net

한국어판 출판권 ⓒ 청홍(지상사), 2019
ISBN 978-89-90116-93-2   03510

이 도서의 국립중앙도서관 출판시도서목록(CIP)은 e-CIP홈페이지(http://www.
nl.go.kr/ecip)와 국가자료공동목록시스템(http://www.nl.go.kr/kolisnet)에서 이용하
실 수 있습니다. (CIP제어번호: CIP2019022139)

*잘못 만들어진 책은 구입처에서 교환해 드리며, 책값은 뒤표지에 있습니다.

얼굴을 보면 숨은 병이 보인다

미우라 나오키 / 이주관 오승민

미우라클리닉 원장인 미우라 나오키 씨는 "이 책을 읽고 보다 많은 사람이 자신의 몸에 관심을 가졌으면 하는 바람입니다. 그리고 이 책이 자신의 몸 상태를 파악하여 스스로 자신의 몸을 관리하는 방법을 배우는 계기가 된다면 이보다 더 큰 기쁨은 없을 것"이라고 했다.

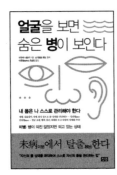

값 13,000원 신국판(153*225) 168쪽
ISBN978-89-90116-85-7 2019/1 발행

예쁜 몸과 아름다운 마음으로 사는 법

스즈키 치세 / 이주관 이진원

사람이 살아가는 사계절을 이해하여 어떤 대책을 세우는 것이 좋은지 배우는 것이다. '몸'과 '마음'이 무리하지 않게 하는 것을 최우선으로 하면서 복장이나 식사, 생활 스타일 무엇이든 괜찮다. 이 책에서 말하는 황제내경 365일 양생이 예쁜 몸과 아름다운 마음으로 사는 법이다.

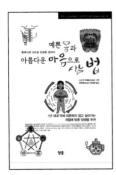

값 14,200원 국판(148*210) 256쪽
ISBN978-89-90116-81-9 2018/6 발행

플로차트 한약치료

니미 마사노리 / 권승원

이 책은 일단 실제 임상에서 정말로 한약을 사용할 수 있게 하기 위한 입문서다. 그래서 한의학 이론도 한의학 용어도 일절 사용하지 않았다. 저자는 쉽게 생각하잖다. 서양의학 치료로 난관에 부딪힌 상황을 한약으로 한번쯤 타계해 보자는 식의 사고방식이다.

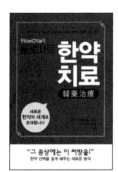

값 17,700원 사륙변형판(112*184) 240쪽
ISBN978-89-90116-77-2 2017/8 발행

플로차트 한약치료2

니미 마사노리 / 권승원

기본 처방에 해당되는 것을 사용하면 될 것을 더 좋은 처방이 없는지 고민한다. 선후배들이 그런 일로 일상 진료에 고통을 받는 것을 자주 목격했다. 2권은 바로 매우 흔하고, 당연한 증례를 담고 있다. 1권을 통해 당연한 상황에 바로 낼 수 있는 처방이 제시되었다.

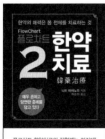

값 19,500원 사륙변형판(120*188) 256쪽
ISBN 978-89-90116-87-1 2019/2 발행

당뇨병이 좋아진다

미즈노 마사토 / 이주관 / 오승민

당질제한을 완벽하게 해낸 만큼 그 후의 변화는 매우 극적인 것이었다. 1년에 14kg 감량에 성공했고 간(肝)수치도 정상화되었다. 그뿐만 아니라 악화일로였던 당화혈색소도 기준치 한계였던 5.5%에서 5.2%로 떨어지는 등 완전히 정상화되었다. 변화는 그뿐만이 아니었다.

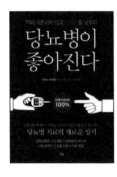

값 15,200원 국판(148*210) 256쪽
ISBN978-89-90116-91-8 2019/5 발행

약에 의존하지 않고 콜레스테롤 중성지방을 낮추는 방법

나가시마 히사에 / 이주관 이진원

일반적으로 사람들은 콜레스테롤과 중성지방의 수치가 높으면 건강하지 않다는 생각에 낮추려고만 한다. 하지만 혈액 검사에 나오는 성분들은 모두 우리 인간의 몸을 이루고 있는 중요한 구성 물질들이다. 이 책은 일상생활에서 스스로 조절해 나가기 위한 지침서다.

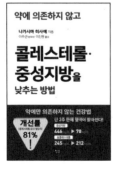

값 13,800원 사륙판(128*188) 245쪽
ISBN978-89-90116-90-1 2019/4 발행

치매 걸린 뇌도 좋아지는 두뇌 체조

가와시마 류타 / 오시연

이 책을 집어 든 여러분도 '어쩔 수 없는 일'이라고 받아들이는 한편으로 해가 갈수록 심해지는 이 현상을 그냥 둬도 될지 불안해 할 것이다. 요즘 가장 두려운 병은 암보다 치매라고 한다. 치매 또는 인지증이라고 불리는 이 병은 뇌세포가 죽거나 활동이 둔화하여 발생한다.

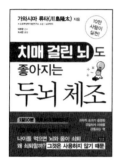

값 12,800원 신국변형판(153*210) 120쪽
ISBN978-89-90116-84-0 2018/11 발행

의사에게 의지하지 않아도 암은 사라진다

우쓰미 사토루 / 이주관 박유미

암을 극복한 수많은 환자를 진찰해 본 결과 내가 음식보다 중요시하게 된 것은 자신의 정신이며, 자립성 혹은 자신의 중심축이다. 그리고 왜 암에 걸렸는가 하는 관계성을 이해하는 것이다. 자신의 마음속에 숨어 있는 것이 무엇인지, 그것을 먼저 이해할 필요가 있다.

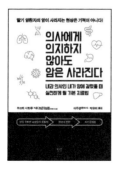

값 15,300원 국판(148*210) 256쪽
ISBN978-89-90116-88-8 2019/2 발행

혈압을 낮추는 최강의 방법

와타나베 요시히코 / 이주관 전지혜

저자 와타나베 요시히코는 고혈압 전문의로서 오랜 임상 시험은 물론
이고 30년간 자신의 혈압 실측 데이터와 환자들의 실측 데이터를 가지
고 있다. 그리고 다양한 연구 논문의 결과를 책에 담았다. 또 직접 자신
혈압을 재왔기 때문에 혈압의 본질도 알 수 있었다.

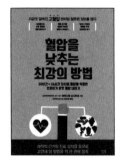

값 15,000원 국판(148*210) 256쪽
ISBN978-89-90116-89-5 2019/3 발행

고령자 한방진료

이와사키 코우 외2 / 권승원

서양의학의 사고방식과 우열을 비교하거나 서로 공존할 수 없는 것이
라고 생각하지 않는다. 그렇지만 한방진료의 미래에도 이 책이 매우 중
요한 역할을 하리라 생각된다. 최첨단 서양의학을 공부해 온 독자 여러
분들이 이 책을 꼭 읽어보면 좋겠다.

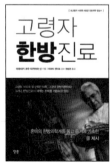

값 18,500원 신국판(153*225) 176쪽
ISBN978-89-90116-83-3 2018/10 발행